Ben van Cranenburgh

Segmentale verschijnselen

Ben van Cranenburgh

Segmentale verschijnselen

Een bijdrage aan diagnostiek en therapie

Vierde druk

Bohn
Stafleu
van Loghum

Springer Media

Houten 2015

ISBN 978-90-368-0965-8 ISBN 978-90-368-0966-5 (eBook)
DOI 10.1007/978-90-368-0966-5

NUR 870, 894
Basisontwerp omslag: Studio Bassa, Culemborg
Automatische opmaak: Crest Premedia Solutions (P) Ltd., Pune, India
Eerste druk 1985
Tweede druk, eerste oplage 1987
Tweede druk, tweede oplage 1995
Tweede druk, derde oplage 1998
Tweede druk, vierde oplage 2000
Tweede druk, vijfde oplage 2002
Derde druk, eerste oplage 2004
Derde druk, tweede oplage 2007
Vierde druk, eerste oplage 2015

Bohn Stafleu van Loghum
Het Spoor 2
Postbus 246
3990 GA Houten

www.bsl.nl

Voorwoord

Iedere arts weet dat pijn in de linkerschouder en -onderarm te maken kan hebben met een afwijking van het hart. Een orgaanafwijking weerspiegelt zich kennelijk op een of andere wijze aan het lichaamsoppervlak. Dit is een voorbeeld van een segmentaal verschijnsel. Dergelijke verschijnselen blijken bij veel, zo niet alle orgaanstoornissen voor te komen. Niet alleen pijn (zgn. *referred pain*), maar ook spierspanning, temperatuur en kleur van de huid, bindweefselzones en veranderingen aan de pupil zijn voorbeelden van symptomen die segmentaal bepaald kunnen zijn. Het betreft vaak symptomen die in een vroeg stadium van een ziekteproces, en met eenvoudige middelen, waargenomen kunnen worden. Juist daarom kunnen deze symptomen van belang zijn voor de praktijk van de huisarts.

Hoewel deze verschijnselen reeds in het begin van deze eeuw beschreven zijn, zijn zij grotendeels in het vergeetboek geraakt. Vond men de lokalisaties van deze symptomen te mystiek? Werd te veel van het waarnemingsvermogen geëist? Zijn zij verdrongen door de opmars van de meer objectieve technische onderzoekmethoden?

Dit boekje geeft de theoretische achtergronden en mogelijke toepassingen van segmentale verschijnselen. De wisselwerking tussen organen en lichaamsdelen heeft zijn oorsprong in een proces van segmentatie dat vroeg in de embryonale ontwikkeling optreedt. Alle structuren binnen zo'n segment hebben een gemeenschappelijke innervatie. Ondanks ingrijpende anatomische verschuivingen blijft de innervatie tot op volwassen leeftijd ongewijzigd. In segmentaal opzicht kunnen ver van elkaar verwijderde organen dus toch iets met elkaar te maken hebben.

Deze wisselwerking binnen het segment heeft voor de huisarts vooral een diagnostisch belang: door gericht te letten op deze verschijnselen kan de huisarts met eenvoudige middelen in een vroeg stadium een orgaanafwijking op het spoor komen. Dit boekje handelt vooral over deze diagnostische toepassingen. Voor fysiotherapeuten is natuurlijk de therapeutische toepassing van belang: beïnvloeding van orgaanfuncties via prikkeling van meer oppervlakkige lichaamsstructuren. Naar dit laatste aspect is echter nauwelijks onderzoek gedaan.

Naast pioniers in de neurologie zoals Sherrington, Head en MacKenzie (allen rond 1900), heeft onze landgenoot Bolk in 1910 een belangrijke bijdrage geleverd aan het inzicht in de segmentale opbouw van het menselijk lichaam. Zijn werk wordt tot op heden aangehaald. Het is dan ook verheugend dat zijn boek *De segmentale innervatie van romp en ledematen bij de mens* door Bohn, Scheltema & Holkema onlangs opnieuw is uitgegeven. In 1962 publiceerden Hansen en Schliack een monumentale studie over het belang van segmentale verschijnselen bij de interne diagnostiek. Aan de hand van honderden patiëntencasussen brachten zij de veelheid van segmentale verschijnselen in kaart. Hun aanbevelingen voor de medische praktijk zijn echter nauwelijks opgevolgd. Recent onderzoek naar segmentale verschijnselen is vrijwel niet beschikbaar.

In dit boekje wordt getracht de segmentale relaties weer onder de aandacht te brengen. Het is mijn hoop dat huisartsen bereid zijn de bruikbaarheid van segmentale verschijnselen in de praktijk te toetsen.

Veel dank ben ik verschuldigd aan H. Wessel, huisarts, en K. L. Phoa, manueel therapeut, voor hun kritische opmerkingen. Zonder hun bijdrage zou dit boekje niet tot stand zijn gekomen.

Voorjaar 1985 Ben van Cranenburgh

■ Bij de tweede druk

Behoudens enkele verbeteringen en toevoeging van enkele illustraties is de opzet van dit boek onveranderd gebleven.

Zomer 1987 Ben van Cranenburgh

■ Bij de derde druk

Men zou kunnen denken dat wetenschappelijk onderzoek van de afgelopen twintig jaar ons meer inzicht kan geven in de segmentale verschijnselen. Dat is niet het geval. Er is nauwelijks literatuur over onderzoek te vinden: twintig jaargangen *Pain* leveren hooguit vijf relevante artikelen op! Wel is veel nieuwe informatie beschikbaar gekomen over de ontwikkeling van de metameren (segmenten), onder andere over de genetische sturing ervan (zie o. a. Squire et al., 2003). Deze informatie is echter zeer microbiologisch en fundamenteel van aard, en heeft daardoor voor de praktijk weinig waarde. Ook over viscerale pijn is wel enig recent materiaal te vinden (IASP-publicatie *Visceral pain*, Gebhart, 1995). De segmentale uitingen van viscerale pijn blijven echter meestal onbesproken. De praktijk van de segmentale verschijnselen is dus nog steeds een vergeten onderwerp.

Los van deze geringe wetenschappelijke vooruitgang en interesse, bestaat op opleidingen en in de praktijk nog steeds grote behoefte aan achtergrondinformatie op dit gebied. Daarom ligt deze nieuwe uitgave voor u. De kern van de tekst is ongewijzigd. Alleen waar nodig zijn kleine toevoegingen aangebracht, zoals enkele recente referenties. De moderne techniek maakte het mogelijk de kwaliteit van het plaatwerk aanzienlijk te verbeteren.

Zomer 2004 Ben van Cranenburgh

■ Bij de vierde druk

Anno 2015 is er een toenemend bewustzijn dat niet-farmacologische behandelingen van klachten een belangrijke plaats hebben binnen de praktijk van onze geneeskunde. Talrijke varianten van "stimulatietherapieën" zijn hiervan een voorbeeld: manuele therapie, osteopathie, acupunctuur, maar ook beweging, muziek en warmte. Sceptisch of niet, deze therapieen hebben een substantieel aandeel in onze huidige gezondheidszorg. Helaas is er een grote achterstand wat wetenschappelijk onderzoek naar onderliggende mechanismen en 'harde' effecten betreft: een nalatigheid van onze universiteiten?

Nieuwe inzichten in de plasticiteit van ons zenuwstelsel tonen overduidelijk aan dat stimulatie (in de breedste zin van het woord) de eigenschappen van ons zenuwstelsel, en daarmee het klachtenpatroon kan beïnvloeden. Stimulatie kan plastische veranderingen in gang zetten, maar ook terugdringen. Dit is natuurlijk relevant met het oog op de ontwikkeling van nieuwe therapiestrategieën. De nieuwe inzichten werpen ook een nieuw licht op segmentale verschijnselen als hyperalgetische en hypertone zones.

De toenemende kosten van de gezondheidszorg dwingen tot een reflectie op de inzet van middelen. Net als goed luisteren (anamnese) en kijken (observatie) naar de patiënt vormen segmentale verschijnselen eenvoudige en doeltreffende middelen om tot een diagnose te komen. Ook hier zien we een achterstand in de wetenschappelijke onderbouwing. Een schrijnend voorbeeld is viscerale pijn (Jänig, 2014): aandoeningen van interne organen kunnen samengaan met allerlei verschijnselen die op het eerste gezicht niets met het betreffende orgaan te maken lijken te hebben: *referred pain* (misplaatste pijn) is hiervan een voorbeeld. De nieuwe inzichten in plasticiteit (Woolf, 2010) maken begrijpelijk dat segmentale verschijnselen bij bepaalde individuen meer uitgesproken kunnen zijn dan bij andere: ieder zenuwstelsel is getekend door individueel specifieke levenservaringen.

In het licht van de schaarste aan publicaties over segmentale verschijnselen voorziet dit boek nog steeds in een behoefte. De basisopzet van het boek is onveranderd. Nieuwe inzichten zijn toegevoegd en op enkele plaatsen zijn de accenten gewijzigd conform de huidige opvattingen. Enkele referenties zijn toegevoegd.

Voorjaar 2015 Ben van Cranenburgh

Inhoud

Inleiding

Samenvatting
Een orgaanstoornis kan zich behalve via structurele en functionele symptomen ook uiten via segmentale verschijnselen. Deze zijn eenvoudig en direct met onze zintuigen waarneembaar (voelbaar, zichtbaar). Met behulp van enkele heldere regels kan een goede analyse gemaakt worden van deze verschijnselen. Dit kan een belangrijke bijdrage leveren aan de diagnostiek. Helaas is er een achterstand wat wetenschappelijk onderzoek betreft.

1.1 Eenvoud versus technologie

Wanneer een patiënt met klachten bij een huisarts of therapeut komt, wordt idealiter bij het eerste onderzoek vooral gebruikgemaakt van eenvoudige en niet-belastende methoden. In de eerste plaats komt de *anamnese*: het 'verhaal' van de patiënt, het 'luisterend oor' van de behandelaar, eventueel ge(re)construeerd aan de hand van gerichte vragen of met de hulp van derden. Daarna wordt een *lichamelijk onderzoek* gedaan, en pas in laatste instantie, indien nodig, volgt het *technisch onderzoek* (laboratoriumbepalingen, foto's, scans enz.).

Men realiseert zich tegenwoordig steeds meer dat een blind vertrouwen in de superioriteit van het technisch onderzoek lang niet altijd in het belang van de patiënt en van de samenleving is. De huisarts doet zeker meer dan verwijzen: hij kan een groot aandeel hebben in de oplossing van de meest voorkomende klachten. Uit onderzoek is gebleken dat het aandeel van de anamnese en het lichamelijk onderzoek bij het stellen van de diagnose zeer groot is. Grofweg 90 % van de diagnosen kan gesteld worden op grond van anamnese en lichamelijk onderzoek; dus in maar weinig gevallen kan technisch onderzoek diagnosen veranderen of aanvullen (Taylor 1983). Dit feit staat in schril contrast met de hoge kosten van het technisch onderzoek en de grote nadruk die dit onderzoek in de medische opleiding en in de media krijgt. Vaak dringen patiënten aan op röntgenfoto's of scans. Veel dokters weten echter dat dit nauwelijks zal bijdragen. Taylor verwoordt dit als volgt:

» ... er is een tendens ontstaan om iedere menselijke activiteit waarbij technologie betrokken is superieur te achten aan die waarbij geen technologie wordt ingezet. Op deze manier is zowel bij doktoren als bij leken de overtuiging gegroeid dat een diagnose met technische middelen nauwkeuriger is en belangrijkere zaken aan het licht kan brengen dan een diagnose die alleen met eenvoudige middelen gesteld wordt... «

Segmentale verschijnselen gaat over verschijnselen die in principe direct waarneembaar zijn met onze zintuigen. Hierbij zijn vooral het zien (inspectie) en het voelen (palpatie) van belang. Sommige verschijnselen zijn min of meer objectief, dat wil zeggen vast te stellen door de onderzoeker(s): wijde pupil, gespannen spier, verkleurde huid. Andere verschijnselen zijn meer subjectief van aard, dat wil zeggen dat men de patiënt moet geloven: de patiënt zegt dat hij hoofdpijn heeft, geeft aan welk huidgebied pijnlijk is of koud aanvoelt. Uiteraard zijn talrijke gradaties tussen objectief en subjectief mogelijk.

De segmentale verschijnselen vormen een aparte groep. Het zijn de manifeste weerspiegelingen van orgaanafwijkingen aan het lichaamsoppervlak. Op de precieze oorsprong en definitie van segmentale verschijnselen wordt in dit boek ingegaan. In de reguliere geneeskunde zijn onderzoek en interpretatie van deze verschijnselen bijna helemaal vergeten. Nog wel bekend zijn de *referred pain* aan schouder en arm bij angina pectoris, bepaalde pijnlijke drukpunten bij aandoeningen van buikorganen, de *défense musculaire*, en nog enkele andere verschijnselen. In de klinische praktijk werkt men met associaties zoals 'linkerschouder – hart' of 'rechterschouder – lever', zonder zich echter te realiseren dat het hier gaat om een zeer wezenlijke en systematische weerspiegelingen van organen aan het lichaamsoppervlak.

In de paramedische wereld en bij verschillende vormen van alternatieve geneeskunde heeft men altijd al meer belangstelling gehad voor segmentale relaties en hun toepassing. Therapieën als acupunctuur, needling, bindweefselmassage, manuele therapie en osteopathie hebben wellicht op een of andere manier hun basis in segmentale relaties. De gangbare verklaringen voor allerlei zones of voor de effecten van therapieën zijn echter allesbehalve helder. Talrijke mystieke theorieën doen de ronde, terwijl heldere en theoretisch onderbouwde principes ontbreken.

Inzicht in de segmentale reflexwegen kan hierin ongetwijfeld enige duidelijkheid brengen. Wel jammer dat de universiteiten hier niet of nauwelijks een aandeel leveren!

1.2 Duitse pioniers

Bij het bestuderen van de literatuur op dit gebied valt op dat vooral in Duitsland belangstelling bestaat (bestond) voor segmentale relaties, bijvoorbeeld op het gebied van de neuraaltherapie en osteopathie. Dit hangt waarschijnlijk samen met het feit dat een van de belangrijkste publicaties over de toepassing van segmentale relaties van twee Duitse clinici afkomstig is: *Segmentale Innervation. Ihre Bedeutung für Klinik und Praxis* (Hansen en Schliack 1962). Zij tonen op overtuigende wijze aan dat afwijkingen van interne organen zich op zeer consistente manier kunnen uiten in bepaalde segmentale verschijnselen. Hoewel de oorspronkelijke (en belangrijke!) publicaties van MacKenzie en Head (rond 1900) in het Engels gesteld waren, is het merkwaardig dat in de Engelstalige literatuur van daarna nauwelijks iets te vinden is.

Ook in recente studieboeken is nauwelijks iets te vinden over segmentale relaties. Schliack en Schifter stellen in het omvangrijke handboek *Klinische Pathologie des vegetativen Nervensystems* (1976) het volgende:

» Die "reflektorische und algetische Krankheitszeichen", die viszerogenen, über spinale Schaltstellen laufenden Reflexen… sind in ihrer Pathogenese nicht in allen Einzelheiten geklärt. Sie sind aber eine klinische Realität. Das Interesse an diesen Phänomenen hat bedauerlicherweise nachgelassen. Die Ergebnisse der modernen apparativen Methoden haben die naive, "unmittelbare" Krankenuntersuchung aus dem Blickfeld geschoben, nicht nur die hier besprochenen Krankheitszeichen. Es gibt viele Gründe dafür. Natürlich liegt dies an der Faszination moderner Verfahren, ihren unbestreitbaren positiven Ergebnissen. "Billige" – im wahrsten Sinnes des Wortes – Methoden gelten weniger als millionenteuere Computerantworte. «

Uit dit citaat moge blijken dat een segmentaal onderzoek serieuze aandacht verdient omdat het eenvoudig, goedkoop en weinig belastend is voor de patiënt, terwijl het belangrijke informatie kan opleveren. Informatie die anders wellicht niet of slechts met behulp van vervelende technische onderzoeken aan het licht gekomen zou zijn. Een citaat dat ook anno 2015 nog behartenswaardig is!

1.3 Diagnostiek

De informatie uit een segmentaal onderzoek kan bijdragen aan een toename of afname van *waarschijnlijkheden*. Men maakt hierbij gebruik van twee regels:

1. De *Segmentregel*: een bepaald huid- of spiergedeelte hoort bij bepaalde segmenten en de van daaruit geïnnerveerde organen. Kuitkramp vergroot de waarschijnlijkheid van sacrale pathologie (d. w. z. stoornis van een orgaan in het kleine bekken, bijv. de blaas); kuit en blaas hebben een gemeenschappelijke innervatie vanuit sacrale ruggenmergswortels. Op dezelfde wijze behoren hart, pupil en ulnaire onderarm segmentaal bij elkaar; zij hebben een gemeenschappelijke innervatie vanuit Th1.
2. De *Seitenregel*: bepaalde organen geven vooral linkszijdige zones (bijv. hart en maag), andere vooral rechtszijdige (bijv. lever).

Segmentale symptomen uiten zich vaak vroeg, lang voordat allerlei andere onderzoeken positief zijn. Hierdoor is soms een *eerdere diagnose* mogelijk waaruit dan een adequater therapeutisch of zelfs preventief beleid kan voortvloeien.

Bij het ontstaan van segmentale verschijnselen kunnen perifere en centrale sensitisatieprocessen een rol spelen. Zo zal bijvoorbeeld bij een beginnende ontsteking van een orgaan vooral perifere sensitisatie optreden: de vezels die het orgaan innerveren, worden gevoeliger. Hierdoor zal de afferente activiteit die het ruggenmerg bereikt toenemen. In tweede instantie zullen ook achterhoornneuronen kunnen sensitiseren. Deze sensitisatieprocessen vergroten de kans op segmentale verschijnselen. Later in het proces kan deze sensitisatie zich hogerop uitbreiden: thalamus, limbisch systeem, hersenschors. In deze latere fase gaat dan het segmentale karakter van de verschijnselen verloren.

Daarbij komt dat inzicht in segmentale relaties diagnostische *dwaalsporen* kan verhinderen. Schouderpijn kan berusten op een hartafwijking, lagerugpijn op gynaecologische stoornissen, hoofdpijn komt vaak voor bij interne aandoeningen; schouder-, rug- en hoofdpijn vormen dan slechts de reflectie van een interne aandoening.

De theorie achter de segmentale relaties heeft haar nut voor de klinische praktijk: men kan worden aangezet tot een andere wijze van observeren, interpreteren en denken. Hier hebben we dus te maken met een voorbeeld van *toegepaste neurowetenschap*.

Segmentaal waarnemen en denken is een van de vele manieren van waarnemen en denken. MacKenzie stelde al in 1900 dat een orgaanafwijking zich in principe op drie wezenlijk verschillende manieren kan uiten, namelijk als:

1. *structurele* veranderingen van het orgaan (zichtbaar, voelbaar of via technisch onderzoek aantoonbaar);
2. *functionele* veranderingen als gevolg van de orgaanstoornis (bijv. dyspneu, coma, hartritmestoornis enz.);
3. *reflectoire symptomen*: het orgaanlijden 'weerspiegelt' zich aan het lichaamsoppervlak. Het structureel afwijkende orgaan is een bron voor het op gang komen van reflexen en interacties via het zenuwstelsel. Zichtbare en voelbare veranderingen kunnen het gevolg zijn. Vergelijk dit met een donker bos, waar men in de verte een verlichte boom ziet. De boom wordt verlicht door een verlicht huis dat in de buurt staat. De verlichtte boom verraadt dus dat er een huis, dus leven is. De verdwaalde wandelaar wordt gered. Natuurlijk is het doel van de huisverlichting niet om de boom te verlichten. Toch levert die verlichte boom een diagnostisch spoor: pijn aan de linkerschouder kan een uiting zijn van ischemie van de hartspier.

Deze laatste groep verschijnselen wordt in dit boek besproken.

Wat zijn segmentale relaties?

Samenvatting

Tussen de ingewanden, het verborgene, en het waarneembare lichaam bestaan relaties en interacties die hun basis hebben in de segmentale innervatie. Een aandoening van een intern orgaan kan zich weerspiegelen aan het lichaamsoppervlak: segmentale diagnostiek. Ook bij de neurologische diagnose wordt gebruikgemaakt van de segmentale ordening. Bij segmentale therapie gebruikt men de segmentale interactiewegen om via stimulatie van buitenaf orgaanfuncties te beïnvloeden: acupunctuur, needling, osteopathie en manuele therapie zijn voorbeelden van therapieën waarbij het effect mogelijk mede tot stand komt via segmentale reflexwegen.

2.1 De relatie tussen het verborgene en het waarneembare

De term 'segmentale relatie' betekent dat er een relatie en interacties bestaan tussen ingewanden, huid, spier- en skeletstelsel via de ruggenmergssegmenten. Deze relatie is gebaseerd op de innervatie. Vanuit één ruggenmergssegment wordt via één wortel een bepaald deel van de huid, het skelet, de spieren en ingewanden geïnnerveerd. Men spreekt van *segmentale innervatie*. Alle lichaamsdelen die bij één ruggenmergswortel behoren, vormen samen het 'segment'. Structuren binnen zo'n segment hebben via zenuwwegen onderling invloed op elkaar. In ◘ fig. 2.1 zijn vier mogelijkheden aangegeven.

1. *Segmentale diagnostiek*. De prikkel ontstaat in de ingewanden of anderszins verborgen. De afwijking kan worden opgevat als een 'prikkelbron'; de zenuwactiviteit bereikt het ruggenmerg en kan vervolgens alle andere lichaamsdelen bereiken die door deze segmenten worden geïnnerveerd. Activiteit die door een afwijking in de hartspier (bijv. ischemie) ontstaat, zal via afferente zenuwvezels de segmenten Th1 tot en met Th5 bereiken. Nu kunnen segmentale symptomen ontstaan in alle lichaamsdelen die vanuit deze segmenten geïnnerveerd worden. Dit zijn onder andere: pupil, zweetsecretie gelaat, vasomotoriek gelaat, huid op thorax en ulnaire onderarm, delen van de m. pectoralis, en intercostale spieren. Uit dit voorbeeld blijkt dat anatomisch ver verwijderde lichaamsdelen segmentaal juist bij elkaar kunnen horen.
2. *Neurologische diagnostiek*. De afwijking bevindt zich in of rond het ruggenmerg en uit zich onder andere segmentaal, bijvoorbeeld door analgesie van een huidgedeelte (beide handen: segment C8/Th1), verminderde reflex of atrofie van een spiergroep. Ook kan de activiteit naar de ingewanden verstoord raken (bijv. blaasstoornissen bij compressie van sacrale wortels). Deze categorie verschijnselen is belangrijk voor de diagnostiek in de neurologie. De plaats en de aard van het symptoom geven de hoogte van de laesie aan (bijv. syndroom van Horner, duimmuisatrofie, opgeheven pijnzin). Men kan deze verschijnselen indelen in: *a* prikkelingsverschijnselen (pijn, tintelingen, spiertrekkingen): 'plus-symptomen'; *b* uitvalsverschijnselen (parese, anesthesie, opgeheven zweetsecretie): 'min-symptomen'.
3. De prikkels ontstaan door een lokale afwijking in huid, spier of bot en bereiken de bijbehorende ruggenmergssegmenten. Alle organen of structuren binnen deze segmenten kunnen hierdoor worden beïnvloed. Zo kan een lokale afwijking in een gewricht een veranderde orgaanfunctie tot gevolg hebben, wat een diagnostisch dwaalspoor kan vormen. Kunert (1975) beschreef de interactie tussen afwijkingen in en rond de wervelkolom en diverse orgaanfuncties. Aandoeningen van het bewegingsapparaat kunnen dus tevens veranderingen opleveren in het functioneren van organen die tot de corresponderende segmenten behoren: een interessante gedachte, maar helaas is er nauwelijks onderzoek op dit gebied.
4. *Segmentale therapie*. Prikkels kunnen doelbewust worden gegeven in het kader van een therapeutische applicatie (massage, acupunctuur, osteopathie enz.). Via de geprikkelde zenuwvezels worden bepaalde ruggenmergssegmenten bereikt, die een pijndempend effect kunnen hebben of via efferente zenuwvezels de orgaanfunctie kunnen beïnvloeden.

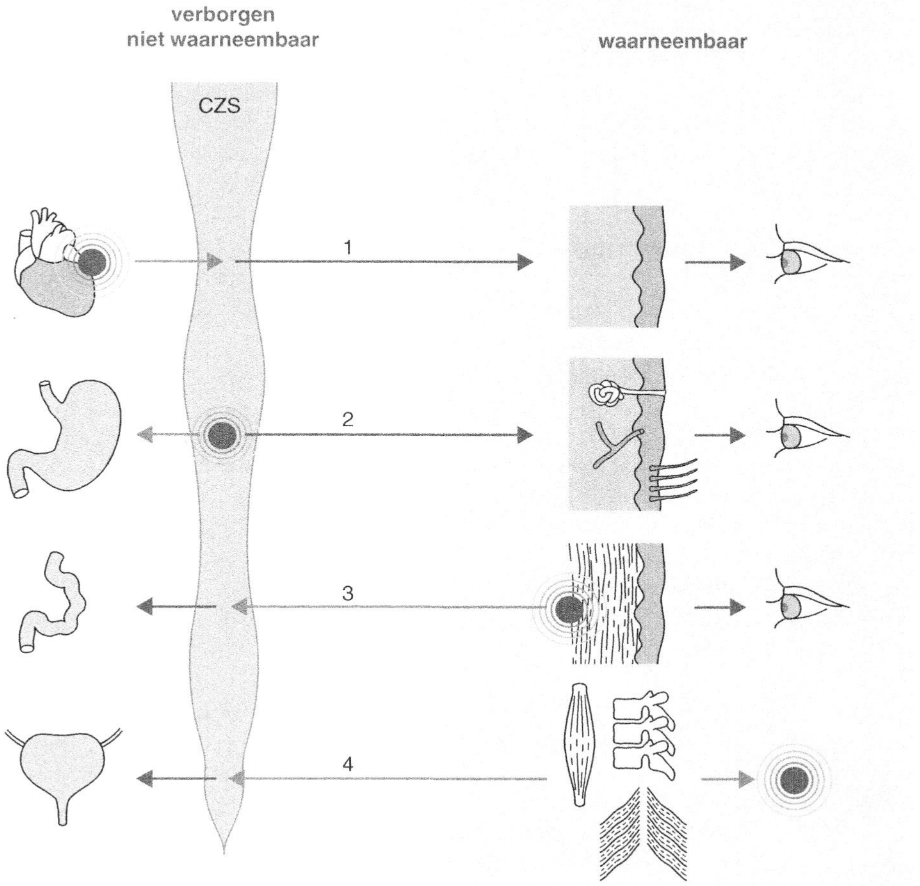

Figuur 2.1 De relatie tussen het verborgene en het waarneembare. (Het cirkeltjessymbool geeft de plaats van de prikkel respectievelijk afwijking aan. De nummers corresponderen met de beschrijving in de tekst)

2.2 Theorie versus empirie

Praktische toepassing van dit alles is slechts mogelijk wanneer men weet *welke lichaamsdelen segmentaal bij elkaar horen*. Om dit vast te stellen zijn twee benaderingen mogelijk:

1. De *empirische benadering*. Men heeft proefondervindelijk vastgesteld dat de linkerschouder meer bij het hart, de rechterschouder meer bij de lever hoort. Ook het verloop van meridianen en de ligging van acupunctuurpunten is op basis van ervaring (en overlevering!) vastgesteld.
2. De *theoretische benadering*. Men kan onderzoek doen naar de innervatie van organen en lichaamsdelen door het verloop van zenuwvezels anatomisch te volgen, of door fysiologische experimenten (bijv. elektrische prikkeling van zenuwwortels).

Interessant is dat er soms frappante overeenkomsten bestaan tussen acupunctuurpunten/verloop van meridianen enerzijds, en segmentale innervatiepatronen, pijnzones en triggerpunten anderzijds.

Uit de grote verschillen tussen de op dit moment in gebruik zijnde dermatoomkaarten blijkt echter dat men het nog lang niet eens is over de segmentale innervatie. Ook over de segmentatie binnen het autonome zenuwstelsel bestaat nog veel onduidelijkheid.

2.3 Toepassingsgebieden

Samenvattend kan gesteld worden dat inzicht in de segmentale samenhang zijn nut kan hebben voor verschillende gebieden, zoals:

- interne geneeskunde: diagnostiek van lever- en hartaandoeningen, en wellicht ook voor andere organen;
- chirurgie: diagnostiek van acute buik, appendicitis enzovoort;
- klinische neurologie: diagnostiek van wortel- en ruggenmergsletsel;
- niet-westerse en alternatieve geneeswijzen, zoals: irisdiagnostiek, auriculodiagnostiek, waarnemen van 'zones' enzovoort, houden mogelijk verband met segmentale relaties. Ook allerlei therapieën kunnen effect hebben via segmentale wegen: acupunctuur, needling, drukpuntmassage enzovoort;
- vormen van fysiotherapie: bindweefselmassage, periostmassage, manuele therapie, osteopathie, elektrotherapie (TENS).

Een belangrijk punt is dat men door inzicht in segmentale innervatie en segmentale relaties soms een brug kan slaan tussen enkele niet-westerse of alternatieve geneeswijzen en de huidige geaccepteerde basiswetenschappen (zoals de fysiologie). Het denken in termen van segmentale relaties kan soms een ander perspectief leveren in het geval van hoofd-, nek- of rugpijn.

In dit boek wordt vooral besproken wat in ◘ fig. 2.1 met weg 1 is aangeduid: het trekken van conclusies over diepliggende, onzichtbare structuren (interne organen) door waarnemingen aan de buitenzijde van het lichaam.

Weg 4, de therapeutische beïnvloeding via de segmentale relaties, komt in ▶ H. 9 aan de orde. Helaas is over dit onderwerp, ook in 2015, nauwelijks iets te vinden. Gezien deze achterstand in onderzoek blijven de beschreven mechanismen, hoewel theoretisch plausibel, tamelijk speculatief. De segmentale reflexwegen bestaan zeker, maar spelen zij ook een rol bij de mechanismen waarlangs therapie-effecten tot stand komen? Evidence based geneeskunde is hard nodig!

Embryologie, de wortel van de segmentale samenhang

Samenvatting

De oorsprong van de segmentale relaties is te vinden in de vorming van somieten en het ontstaan van innervatie vroeg in de embryonale periode. Ondanks ingrijpende verschuivingen van de drie embryonale lagen (ecto-, meso- en entoderm) en verplaatsing van anatomische structuren, blijft de oorspronkelijke segmentale innervatie tot op volwassen leeftijd behouden. De discrepantie in groei tussen wervelkolom en ruggenmerg en het ontstaan van de extremiteiten dragen verder bij aan de ogenschijnlijke complexiteit van de segmentale relaties. Aandoeningen van het hart kunnen samengaan met symptomen aan pupil, aangezicht, onderkaak, nek, linkerschouder, midden op de borst en linker ulnaire onderarm en pink: op het eerste gezicht onbegrijpelijk, maar gezien vanuit segmentaal perspectief zonneklaar.

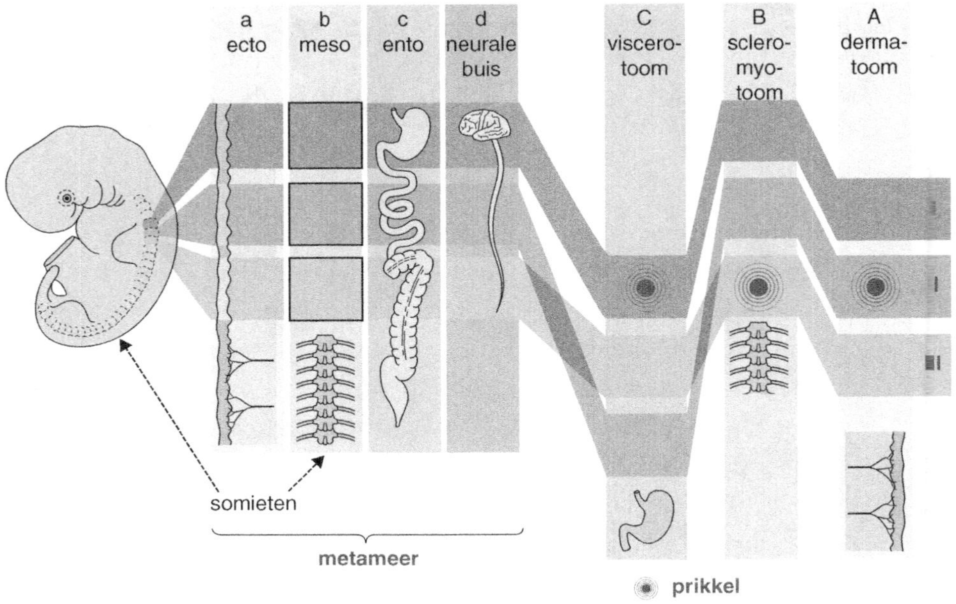

Figuur 3.1 Embryologie van de segmentatie. (*Links*: embryo met 31 somieten, waarvan 3 uitgewerkt. Daarnaast: opbouw van het segment (*metameer*) uit een deel ectoderm, mesoderm en entoderm. Rechts: anatomische verschuivingen tijdens de verdere embryonale ontwikkeling. De verbindingen met het zenuwstelsel blijven ongewijzigd. De aangegeven prikkel (cirkeltjes, bv massage, elektrisch) kan, afhankelijk van de diepte waarop deze inwerkt (A, B of C, zie figuur), verschillende segmenten treffen (resp. **II**, **III** of **I**)).

3.1 Segmentatie

In fig. 3.1 is links weergegeven hoe men zich het ontstaan van segmentale relaties kan voorstellen. Bij ieder ruggenmergssegment (= deel van de neurale buis) hoort steeds een deel van het ectoderm (huid), mesoderm (skelet en spierstelsel) en entoderm (ingewanden). Samen vormen deze structuren een *metameer*, het 'oersegment', ook wel segment in ruime zin.

Vroeg in de embryonale ontwikkeling, onmiddellijk na de sluiting van de neurale buis, ontstaat een segmentsgewijze opbouw door fragmentatie van het mesoderm in zogenoemde *somieten* (fig. 3.2a en b). Het uiteindelijke aantal somieten komt overeen met het aantal ruggenmergswortels: 31 (8 cervicaal, 12 thoracaal, 5 lumbaal, 5 sacraal en 1 coccygeaal). Uit het mesoderm van deze somieten ontstaan de spieren, pezen, banden, kapsels en botten. Elke somiet is via een eigen zenuwwortel met het embryonale ruggenmerg verbonden.

In het geval van het mesoderm spreekt men van *primaire segmentatie* omdat deze segmentatie daadwerkelijk anatomisch aanwezig is en de aanzet vormt voor de segmentatie van andere structuren dan mesoderm. Van belang is dat de zenuwverbindingen met het ruggenmerg tijdens de verdere embryonale ontwikkeling en daarna tijdens het gehele leven ongewijzigd blijven. Met andere woorden, de segmentale innervatie verandert niet, hoewel de meeste organen anatomisch ingrijpend van plaats veranderen. Door deze ingrijpende anatomische verschuivingen (rechts in fig. 3.1) is bij de volwassene moeilijk iets terug te vinden van de oorspronkelijke segmentale opbouw. De aanvankelijke strakke 'etagegewijze' opbouw van het menselijk lichaam wordt grotendeels aan het oog onttrokken en maakt plaats voor grillige lokalisaties en situaties. Bijvoorbeeld: doordat het hart zich met de aortaboog tijdens de embryonale ontwikkeling naar beneden verplaatst, wordt de n. recurrens (tak van n. vagus die de larynx innerveert) in een lus naar beneden getrokken. Dit leidt tot een merkwaardig onlogisch anatomisch verloop van de zenuw: de n. recurrens takt in het halsgebied af van de n. vagus, verloopt naar beneden, komt dan in het mediastinum, maakt een lus onder de aortaboog door, en stijgt weer op naar het halsgebied om de larynx te innerveren: een onzinnige route, maar te begrijpen vanuit de embryologie.

Alleen thoracaal (ribben, wervels en intercostale spieren) ziet men nog duidelijk het principe van de 'zich herhalende segmenten'. De tussenwervelschijf blijkt hier het centrum van de eigenlijke somiet; een wervel ontstaat dus uit twee aangrenzende somieten.

Uit het mesoderm van de somieten ontstaat uiteindelijk:

- een deel van het *dermatoom*, vooral de diepere huidlagen;
- het *myotoom*: alle spieren (strikt genomen motorunits) die vanuit één voorwortel worden geïnnerveerd;
- het *sclerotoom*: kapsels, banden, bindweefselstructuren en botten; in het geval van botten spreekt men ook wel van osteotoom.

Anders is de situatie bij het embryonale *entoderm* (waaruit de ingewanden ontstaan) en het *ectoderm* (huid). Het entoderm is in aanleg één langgerekte, doorlopende buis van mond naar anus, die anatomisch niet gesegmenteerd is. Segmentatie ontstaat echter doordat een bepaald deel van deze buis door een bepaalde zenuwwortel – de dichtstbijzijnde op dat moment – geïnnerveerd gaat worden. Men spreekt in dit geval van *secundaire segmentatie*. Ook het ectoderm is één doorlopende, bedekkende structuur die slechts door de innervatie secundair gesegmenteerd wordt. Uit entoderm en ectoderm ontstaan respectievelijk:

- het *viscerotoom* (ook wel enterotoom): alle ingewandsstructuren die vanuit één ruggenmergswortel geïnnerveerd worden;
- het *dermatoom*: het huidgebied dat bij één ruggenmergswortel behoort (in dit geval achterwortel omdat het alleen sensibiliteit betreft).

3.2 Innervatie

Een en ander wordt echter gecompliceerd doordat de innervatie van ingewanden niet door het somatische, maar door het autonome zenuwstelsel verzorgd wordt. Dit is relevant, want de segmentale ordening van het autonome zenuwstelsel is wezenlijk anders dan die van het somatische zenuwstelsel (zie ► H. 5). Bovendien is er een dubbele autonome innervatie: sympathisch en parasympathisch. Over de segmentale ordening kan het volgende worden gesteld:

- De sympathische innervatie vindt plaats vanuit de vijftien ruggenmergssegmenten C8 tot en met L2 en is qua oorsprong segmentaal geordend. Er bestaat echter een zeer sterke overlapping tussen aangrenzende innervatiegebieden.
- De parasympathische innervatie via de n. vagus heeft haar oorsprong in de hersenstam en is niet gesegmenteerd (borst en buikorganen).
- De sacrale innervatie van de bekkenorganen via de nn. splanchnici pelvini is wél enigszins segmentaal geordend (vanuit S2, S3 en S4; ◘ fig. 3.2).

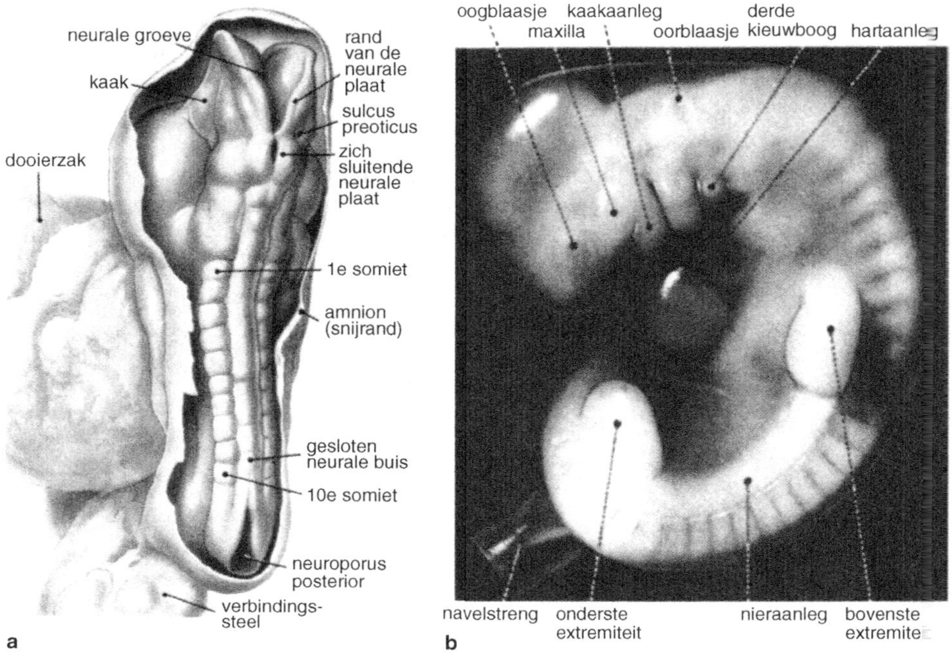

Figuur 3.2 Het ontstaan van somieten. Wanneer de neurale buis zich sluit, ontstaan aan weerszijden somieten. Dit segmentatieproces zet zich naar craniaal en caudaal voort. **a** Embryo van 23 dagen. **b** Embryo van 32 dagen: extremiteitsknoppen voor arm en been zijn zichtbaar. (Hamilton et al. 1972)

De structuurtjes van de huid (vaten, zweetkliertjes en haartjes) worden alleen sympathisch geïnnerveerd. Deze innervatie is in principe gesegmenteerd, hoewel ook hier een sterke overlapping bestaat. Men zou in dit geval kunnen spreken van:

- het *angiotoom* (ook wel vasotoom): alle bloedvaten die vanuit één segment geïnnerveerd worden. Het angiotoom omvat zowel vaten in de ingewanden als in het bewegingsstelsel en in de huid. Anatomisch kan dit uiteenlopende lokalisaties opleveren: coronaire vaten en vaten van het aangezicht behoren bijvoorbeeld grotendeels tot dezelfde segmenten (wellicht een basis voor de blosjes op de wangen bij mitralisstenose?);
- Het *sudotoom*: alle zweetklieren die vanuit één segment (sympathisch) geïnnerveerd worden ('sudo' zoals in 'sudomotoriek').
- Het *pilotoom*: alle haartjes die vanuit één segment (sympathisch) geïnnerveerd worden ('pilo' zoals in 'pilo-erectie' en 'pilomotoriek').

Van groot belang voor het begrip van segmentale verschijnselen is dat de sympathisch geïnnerveerde structuren een wezenlijk andere segmentale innervatie hebben dan de somatisch geïnnerveerde lichaamsdelen. Dit komt in de volgende hoofdstukken aan de orde.

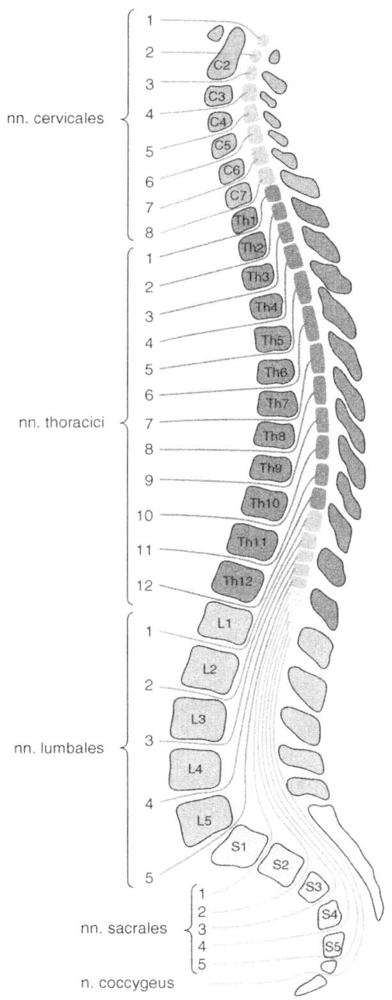

Figuur 3.3 Anatomische discrepantie tussen wervelkolom en ruggenmerg.

3.3 Verschuivingen

In fig. 3.1 is aan de rechterzijde aangegeven hoe ento-, meso- en ectoderm in de loop van de embryonale ontwikkeling ten opzichte van elkaar verschuiven. Sommige organen verplaatsen zich sterk in caudale richting, andere organen verschuiven minder. Doordat de wervelkolom sterker in de lengterichting groeit dan het ruggenmerg, ontstaat in caudale richting een toenemende *discrepantie* tussen het ruggenmergssegment en de bijbehorende wervel (zie fig. 3.3). Het is daarom noodzakelijk bij aanduidingen als 'L5' steeds te vermelden *segment* L5 of *wervel* L5 (het verschil is grofweg een decimeter).

Vooral ingewanden verschuiven sterk in caudale richting, maar niet allemaal in even sterke mate. Sommige delen van het maag-darmkanaal verplaatsen zich zelfs weer naar boven (colon ascendens en colon transversum). Ook dermatomen zakken wat af ten opzichte van de segmentaal overeenkomende myotomen, sclerotomen en osteotomen. Het lijkt wel alsof huid en ingewanden door de rechtopstaande houding van de mens door de aantrekkingskracht van de aarde naar beneden worden getrokken. De hier beschreven regel houdt dus het volgende in:

- Het scleromyotoom ligt hoger dan het dermatoom, en het dermatoom ligt weer hoger dan het viscerotoom.
- Een prikkel die op een bepaalde plaats wordt gegeven (bijv. ergens op de thoraxwand) kan in verschillende segmenten terechtkomen, afhankelijk van de structuur die geprikkeld wordt. ◘ Fig. 3.1 geeft een voorbeeld: wordt de huid oppervlakkig geprikkeld, dan is dit segment II, worden dieper structuren (bindweefsel of periost) geprikkeld dan is dit segment III. Indien men via een nog diepere techniek ingewanden prikkelt, zou segment I bereikt worden. Bij een prikkel op één plaats bepaalt dus de laag die geprikkeld wordt welk ruggenmergssegment bereikt wordt. Dit gegeven kan wellicht verklaren dat er zoveel en uiteenlopende technieken van stimulatietherapie bestaan. Voor therapeuten uiteraard van belang zich bewust te zijn van dit principe (bijv. een lichte oppervlakkige massage versus diepe techniek; een naald tot subcutaan inbrengen of diep in spier).

Het is wel goed te bedenken dat de hier beschreven verplaatsingsregel een zeer grove vuistregel is die veel afwijkingen kent.

Door alle verschuivingen verdwijnt de anatomische samenhang binnen een segment, de *functionele samenhang via de zenuwverbindingen blijft echter onveranderd.*

Ondanks ingrijpende anatomische verschuivingen tijdens de embryonale ontwikkeling, blijft de segmentale samenhang via de zenuwverbindingen tot op volwassen leeftijd onveranderd.

De situatie rond hart, pericard en diafragma is een fraai voorbeeld van de complexiteit van dit verschuivingsproces. Het hart wordt geïnnerveerd vanuit de segmenten Th1 tot en met Th5. Het diafragma, dat anatomisch onder het hart ligt, wordt embryonaal hoog (cervicaal) aangelegd en geïnnerveerd door de nn. phrenici vanuit de segmenten C2, C3 en C4. Tijdens het 'afzakproces' gedurende de embryonale ontwikkeling wordt het pericard (hartzakje) als het ware over het hart heengetrokken. Het hart ligt in segmentaal opzicht dus *onder* het pericard en diafragma! Omgekeerd kan men zeggen dat een langgerekt, verticaal verloop van een zenuw meestal te maken heeft met een dergelijk 'afzakproces' (nn. phrenici, n. vagus etc.).

3.4 Extremiteiten

Een ander voorbeeld van een complexe situatie is het ontstaan van de extremiteiten, in 1910 beschreven door onze landgenoot Bolk. Dit vindt plaats doordat het ventrale gedeelte van een aantal somieten naar distaal migreert. Aan de ventrale zijde van de romp ontbreken daarom enkele segmenten, namelijk C5 tot en met Th1. Dermatoom C4 grenst hier dus aan dermatoom

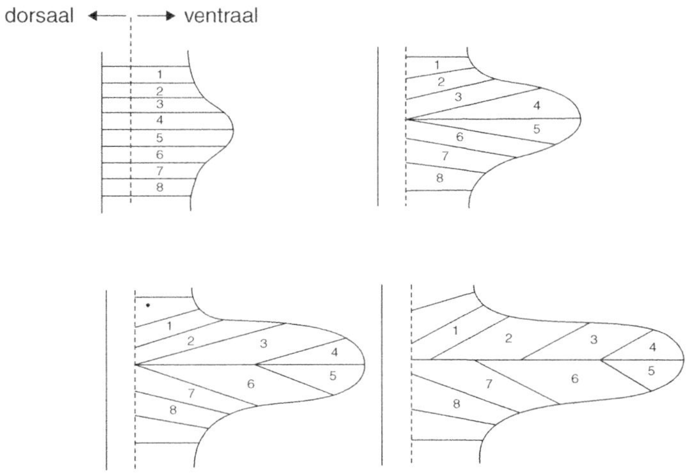

■ **Figuur 3.4** Het ontstaan van extremiteiten uit het ventrale deel van de somieten. Een aantal segmenten migreert naar distaal. Op de ventrale zijde van de romp zijn daardoor enkele segmenten afwezig. Rechts onder is te zien hoe zich de zgn. axiaallijn vormt: *2* grenst aan *7*, *3* grenst aan *6*. Vergelijk dit met de dermatoomkaarten in ▶ fig. 4.1 tot en met 4.17. (Bolk 1910/1985)

Th2. ■ Fig. 3.4 geeft dit migratieproces weer. De plexussen voor innervatie van de ledematen ontstaan derhalve uit de ventrale takken van de spinale zenuwen; de dorsale takken behouden meer hun oorspronkelijke verloop. Aan de hand van de dermatoomkaarten in ▶ H. 4 is te zien dat niet alle auteurs dit op dezelfde wijze hebben aangegeven. Vooral over de dermatoomvolgorde aan de rugzijde is men het kennelijk niet eens.

Het menselijk lichaam in dermatomen, myotomen en sclerotomen

Samenvatting
De segmentale opbouw van ons lichaam manifesteert zich in de vorm van specifieke innervatiepatronen van huid en bewegingsapparaat: dermatomen (huid), myotomen (spieren) en sklerotomen (botten en banden). Met behulp van dermatoomkaarten en myotoomtabellen kan men vaststellen welk segment betrokken is (door activatie of laesie) bij een bepaald gelokaliseerd symptoom (bijv. pijn of spieratrofie). Het is verwonderlijk dat er veel, onderling behoorlijk verschillende dermatoomkaarten in omloop zijn: in dit hoofdstuk worden de meest gebruikte kaarten getoond. Besproken wordt waarop de verschillen teruggevoerd zouden kunnen worden.

4.1 Verschillende dermatoomkaarten: waarom?

In dit hoofdstuk zijn segmentkaarten opgenomen in de vorm van afbeeldingen van het menselijk lichaam en enkele tabellen. Vooral van dermatomen zijn er veel kaarten in omloop; daarom zijn er enkele naast elkaar gezet. Men kan de hiernavolgende kaarten in drie categorieën indelen:

1. kaarten die een geheugensteun bieden voor de ruimtelijke ordening van de dermatomen;
2. veelgebruikte dermatoomkaarten uit leerboeken van erkende autoriteiten;
3. kaarten die speciale aspecten belichten.

Bij het bestuderen van de dermatoomkaarten kan men op de volgende aspecten letten:

- Welke menselijke houding gebruikt de auteur en wat zijn daarvan de voor- en nadelen?
- Hoe groot is de 'sprong' in dermatomen aan de ventrale zijde (men spreekt ook wel van de hiatus)?
- Is deze sprong ook aan de achterzijde (dorsaal) afgebeeld, of volgen de dermatomen aan de achterzijde elkaar regelmatig op?
- Verlopen de dermatomen op de ledematen parallel of V-vormig?
- Hoe is de richting van de dermatomen op de romp ten opzichte van het horizontale vlak?
- Hoe zijn de dermatomen aan de laterale rompzijde weergegeven (de laterale knik)?
- Is de overlap tussen dermatomen aangegeven?
- Hoe zijn de dermatomen in het gelaat aangegeven?
- Zijn de genitaliën afgebeeld? Zo ja, welke segmentale innervatie is aangegeven?

Men kan zich verbazen over de grote verschillen tussen de verschillende dermatoomkaarten die in gebruik zijn. De verschillen zouden de volgende redenen kunnen hebben:

- De auteurs verschillen van opvatting.
- De mate waarin de kaarten geschematiseerd/vereenvoudigd zijn, verschilt per auteur.
- De kaarten en tabellen zijn op verschillende gegevens gebaseerd, bijvoorbeeld klinische gegevens (bijv. herpes zoster) of experimenteel-fysiologische gegevens (bijv. worteldoorsnijding).
- Zijn de kaarten gebaseerd op onderzoekingen/bevindingen betreffende de tastzin of pijnzin? Het is bekend dat de uitbreidingsgebieden voor tast- en pijnzin verschillen.
- De segmentale innervatie kan per individu aanzienlijk verschillen. De weergegeven ordening is een soort gemiddelde; de 'absoluut juiste' dermatoomkaart bestaat daarom niet!
- Er is een grote overlapping tussen de segmenten onderling. Bij één orgaan horen altijd meer segmenten, bij één segment horen altijd meer organen. De overlapping tussen dermatomen is bovendien afhankelijk van de plaats op het lichaam. Aan de extremiteiten is de overlapping maximaal (meer dan 50 %). Wanneer de kaarten de mate van overlap in het ongewisse laten, kan dat een zekere vaagheid en globaliteit met zich mee brengen.
- De grootte van dermatoom of viscerotoom kan veranderen door *sprouting*-processen (d.w.z. vertakking en uitgroei van zenuwuiteinden). Dergelijke processen komen bijvoorbeeld voor bij perifeer zenuwletsel, wortel- of ruggenmergsletsel en zijn ook denkbaar na operaties, ziekten of experimenten. Dit effect kan bijdragen tot individuele verschillen, maar is op zich geen reden voor verschillende dermatoomkaarten.
- Segmentale activiteit kan zich in het ruggenmerg longitudinaal over meer segmenten uitbreiden. Een bijbehorend verschijnsel (bijv. pijn) kan zich daardoor buiten de segmentgrenzen uitbreiden, zodat het specifiek segmentale karakter verloren gaat. Dit kan natuurlijk verwarring opleveren.

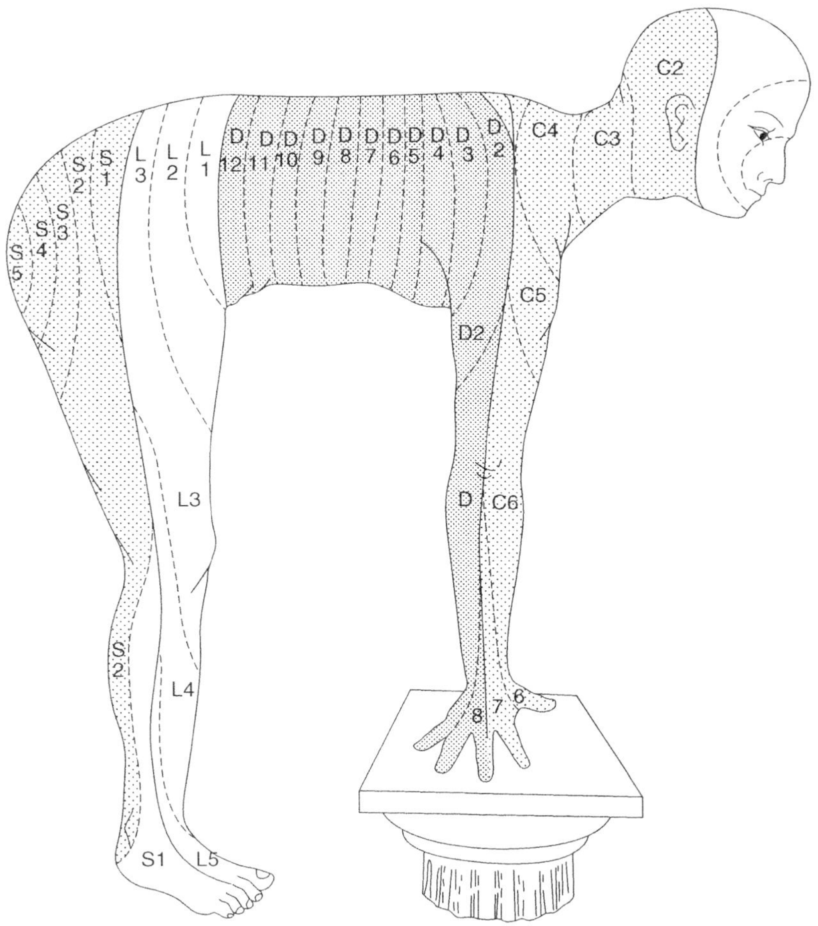

Figuur 4.1 Segmentale rangschikking van de dermatomen. cervicaal (*C*), dorsaal/thoracaal (*D*), lumbaal (*L*), sacraal (*S*) (Adams en Victor 1993)

Echter, last but not least, men kan zich niet aan de indruk onttrekken dat hier eigenlijk gewoon sprake is van nalatigheid. Na Henry Head (rond 1900) is nauwelijks onderzoek naar dermatomen verricht. De wetenschappelijke interesse in segmentale innervatie is sindsdien vrijwel nihil. Vrijwel niemand heeft zich hierin verdiept of heeft een mening. Auteurs (zelfs gerenommeerde) nemen dermatoomkaarten, inclusief fouten en eigenaardigheden, klakkeloos en kritiekloos van elkaar over. Het resultaat vindt u op de volgende pagina's. Bij iedere kaart is een kort commentaar opgenomen.

4.2 Geheugensteunkaarten

Geheugensteun 1 (zie fig. 4.1)

Plaats de mens in de 'hondhouding' met de duimen naar voren. Globaal kan men het lichaam dan van neus tot staartbeen in verticale schijven snijden, die ongeveer met de dermatomen

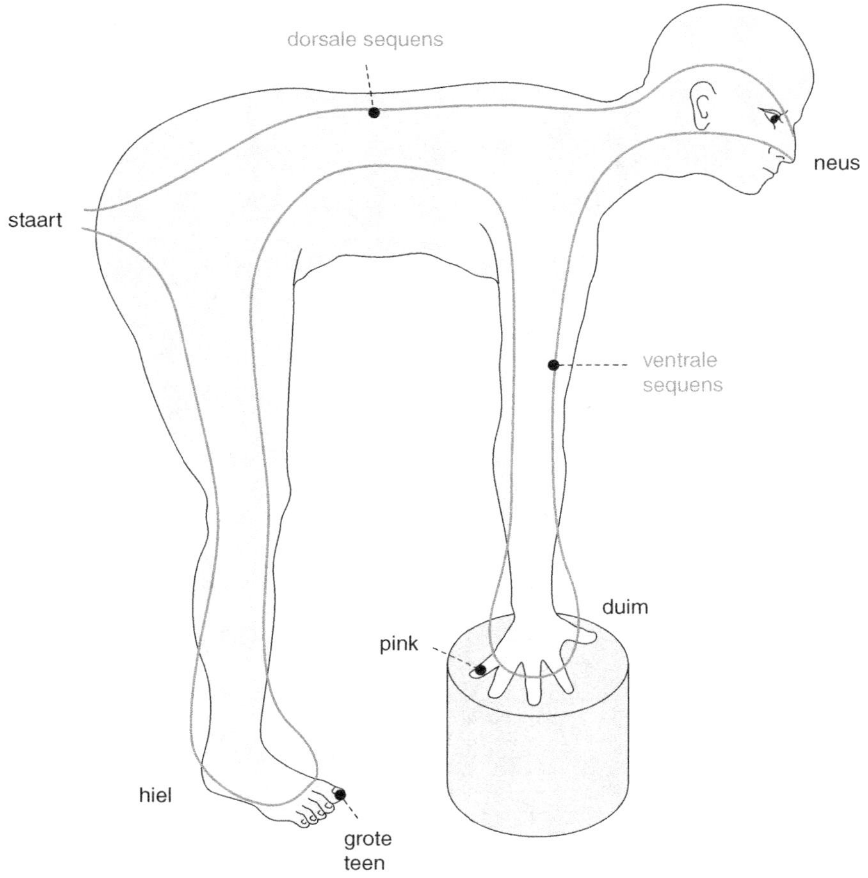

Figuur 4.2 De ventrale en dorsale sequens

overeenkomen. Opmerkelijk zijn de concentrische ringen in het gelaat (die niet overeenkomen met de 3 trigeminustakken). De figuur laat duidelijk zien dat de segmentale ordening niet overeenkomt met de anatomische ligging, bijvoorbeeld: de duim ligt segmentaal hoger dan de pink, de grote teen hoger dan de kleine teen; de voet ligt segmentaal hoger dan de billen en anus, de kuit ligt segmentaal lager dan de grote teen.

▪ Geheugensteun 2 (zie fig. 4.2)

De dermatomen volgen een lijn van de neus naar het staartbeen. De ventrale lijn verloopt van de neus via de voorzijde van de arm naar de duim; vervolgens via de pink en de achterzijde van de arm terug naar de romp. Via de voorzijde van het been naar de grote teen en via de kleine teen en achterzijde van het been naar billen, anus, staartbeen. Ook hier is de discrepantie tussen segmentale en anatomische lokalisatie goed te zien: de voet ligt segmentaal hoger dan de billen, de duim ligt hoger dan de oksel. Aan de ventrale zijde van het lichaam ziet men hierdoor 2 dermatoomhiaten: van C5 tot en met T1, en van L2 tot en met S1.

De extremiteiten ontstaan uit het ventrale deel van de somieten. De dorsale sequens laat dus geen hiaten zien en vormt een continue opeenvolging van dermatomen. Onderzoekt men bijvoorbeeld de sensibiliteit van de huid aan de rugzijde, dan komt men van boven naar bene-

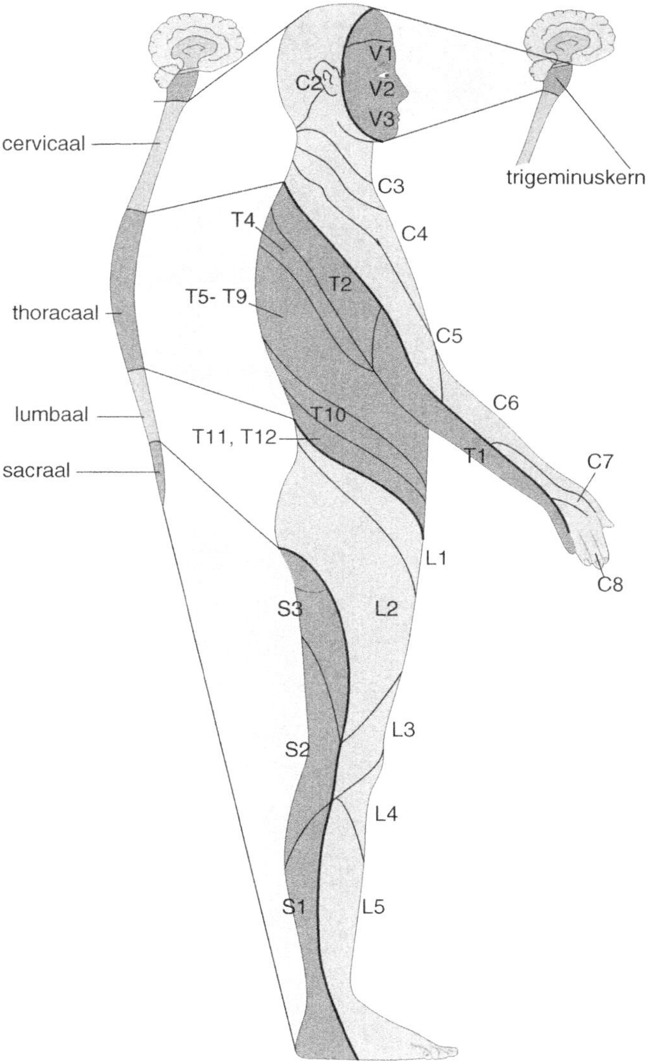

Figuur 4.3 Het menselijk lichaam in dermatomen volgens Zimmermann (1978; in: Kandel en Schwartz 1981)

den alle segmenten tegen. Aan de ventrale zijde moet men erop bedacht zijn dat men segmenten mist wanneer men alleen de romp onderzoekt.

- **Geheugensteun 3 (zie fig. 4.3)**

Ook in deze houding zijn de duimen naar voren gericht. Gedacht vanuit een denkbeeldige as door de schouders roteren de dermatomen van cervicaal naar sacraal van hals/voorkant arm naar de achterzijde van het been. De voorkant van het onderbeen (L5) ligt segmentaal hoger dan de achterkant van het bovenbeen (S3). Op deze plaat wordt gesuggereerd dat de drie trigeminustakken de dermatomen van het gelaat vormen. Op arm en been zijn de zogenaamde axiaallijnen duidelijk zichtbaar aangegeven: C5 grenst aan T2, L2 grenst aan S3.

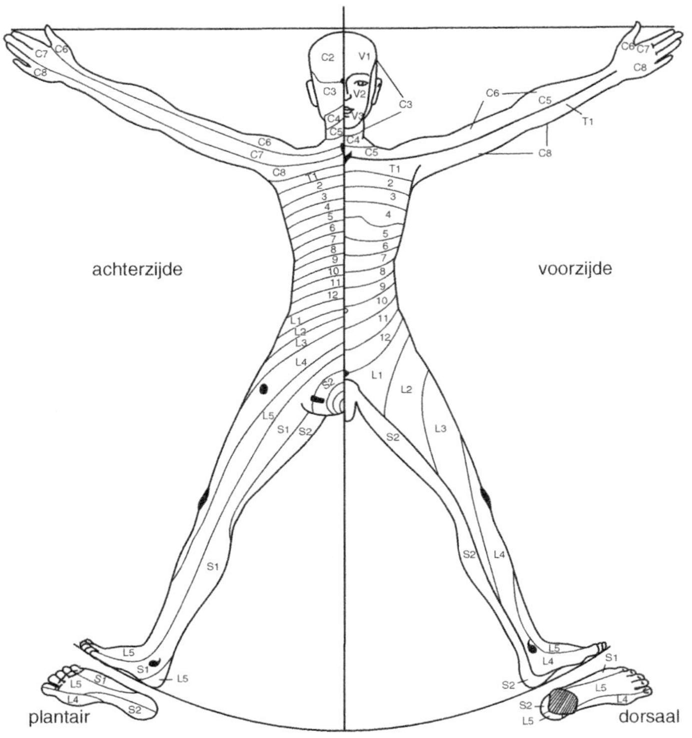

Figuur 4.4 Het menselijk lichaam in dermatomen volgens Keegan en Garret (in: Collins 1962)

▪ Geheugensteun 4 (zie fig. 4.4)

Bij deze houding zijn de duimen naar boven gericht. De dorsale zijde is links op de figuur, de ventrale zijde rechts op de figuur afgebeeld. Het hiaat van C5 tot en met T1 ter hoogte van de plexus brachialis is ventraal duidelijk te zien. Dorsaal geen hiaat. Op de ledematen is het langgerekte verloop van de dermatomen (over)duidelijk aangegeven. Segment L5 is te vinden aan de voet, de knie en ter hoogte van het bekken. Hoewel sterk geschematiseerd is de afbeelding wel inzichtelijk.

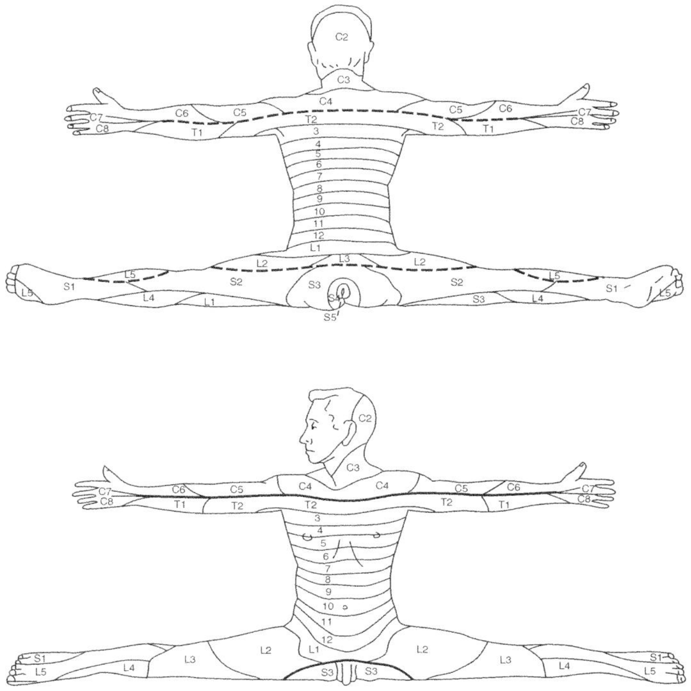

Figuur 4.5 Het menselijk lichaam in dermatomen volgens Haymaker en Woodhall (Kuks et al. 2003)

▪ Geheugensteun 5 (zie fig. 4.5)

Deze wat onaangename lichaamshouding laat zien dat de extremiteitssegmenten naar distaal gemigreerd zijn (zie ► fig. 3.4 Bolk): segmenten C5 tot en met T1 in arm, segmenten L2 tot en met S1 aan been. De hiaten zijn zowel ventraal als dorsaal aangegeven. Volgens deze kaart zouden de extremiteiten dus ook uit het dorsale gedeelte van de somiet ontstaan zijn, hetgeen embryologisch waarschijnlijk onjuist is.

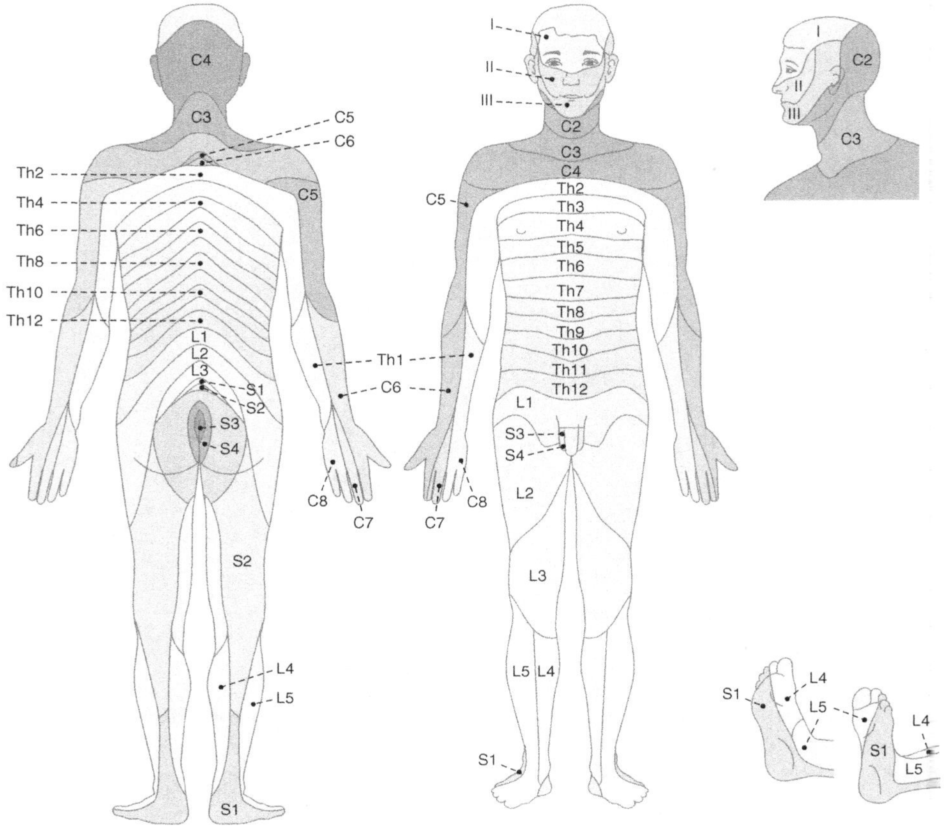

Figuur 4.6 Het menselijk lichaam in dermatomen volgens Kandel (2008)

4.3 Dermatoomkaarten uit bekende naslagwerken

Het boek *Principles of Neural Science* van Kandel et al. is een van de meest gebruikte naslagwerken voor neurowetenschappen. Opvallend aan deze kaart (fig. 4.6) is de sterke schematisering: alles is glad en rechtgetrokken. Het hiaat aan de dorsale zijde ontbreekt: weloverwogen of willekeur? Scrotum en penis: S2 tot en met S4.

Het boek *Segmentale Innervation* van Hansen en Schliack (1962) is een uniek monument in de schaarse literatuur over segmentale verschijnselen. Ook zij vergelijken vele dermatoomkaarten

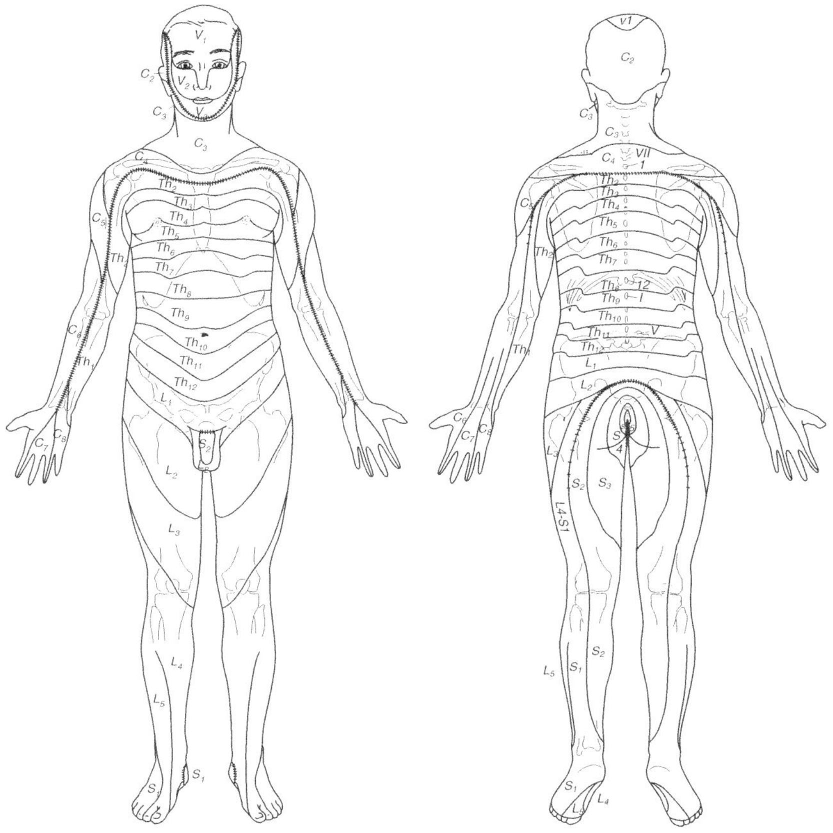

Figuur 4.7 Het menselijk lichaam in dermatomen volgens Hansen en Schliack (1962)

en presenteren deze kaarten waarin hun bevindingen zijn verwerkt (fig. 4.7). Deze kaarten worden veel gebruikt en zijn in veel neurologie-standaardwerken opgenomen. Opvallend is het knikje dorsolateraal: de grens tussen de gebieden van de dorsale en laterale tak van de spinale zenuw. Het hiaat is zowel ventraal als dorsaal aangegeven; het is de vraag of dit embryologisch correct is. Voor het scrotum is hier L2, voor de penis S2 aangegeven. Het is inderdaad zo, dat de testis een relatief hoge embryonale oorsprong heeft. In het verloop van de ontwikkeling dalen de testes af. L2 zou dus kunnen gelden voor de testes, maar waarschijnlijk niet voor de huid van het scrotum. Merk op dat sommige grenslijnen gewoon stoppen: onderbeen en onderarm. Bewust of vergissing?

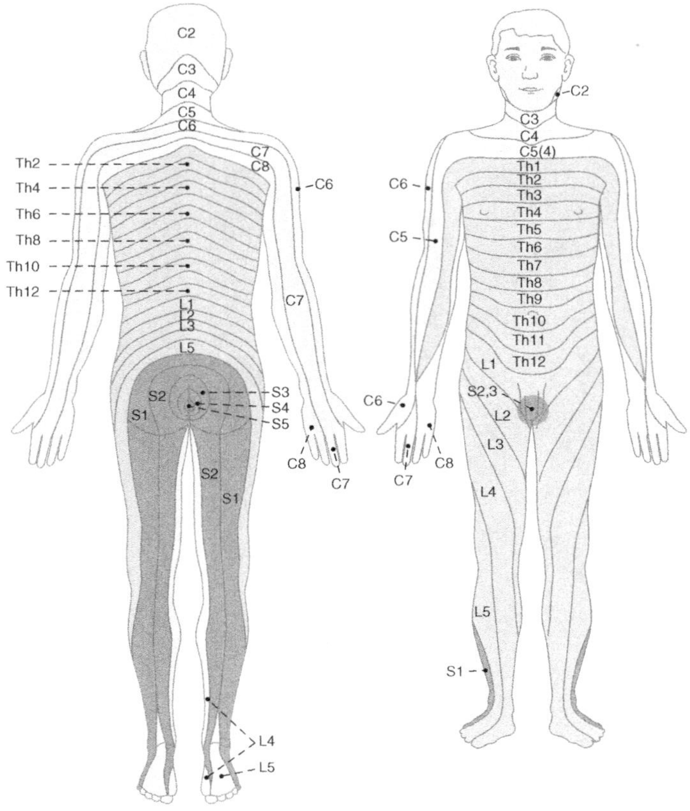

Figuur 4.8 Het menselijk lichaam in dermatomen volgens Netter

De anatomie-atlassen van Frank Netter zijn beroemd (oorspronkelijk *Ciba-atlas*, 1977) en worden nog steeds veel gebruikt (door studenten, maar ook door docenten in presentaties). Netter was medisch tekenaar en bestuurde de materie grondig voor hij aan het tekenen ging. Deze kaarten (fig. 4.8) zijn ook sterk geschematiseerd. Het langgerekte verloop van de dermatomen is geaccentueerd. Hiaat alleen aan voorzijde aangegeven. Genitaliën S2/3.

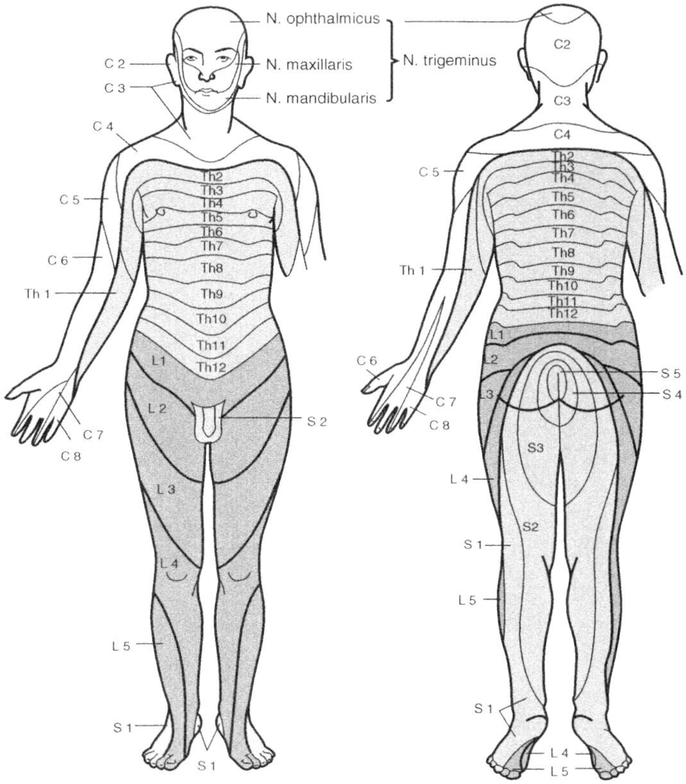

Figuur 4.9 Het menselijk lichaam in dermatomen volgens Kahle (in Nederland deel 3 van Sesam-Atlas)

De dermatoomkaarten (fig. 4.9) in dit veel gebruikte en uitstekende anatomie-atlasje zijn gebaseerd op die van Hansen en Schliack. Hiaat is dorsaal en ventraal aangegeven. De segmentale innervatie van de genitaliën is in het ongewisse gelaten. De toevoegingen aan de onderzijde tonen het ontstaan van de extremiteiten en de overlap tussen de dermatomen.

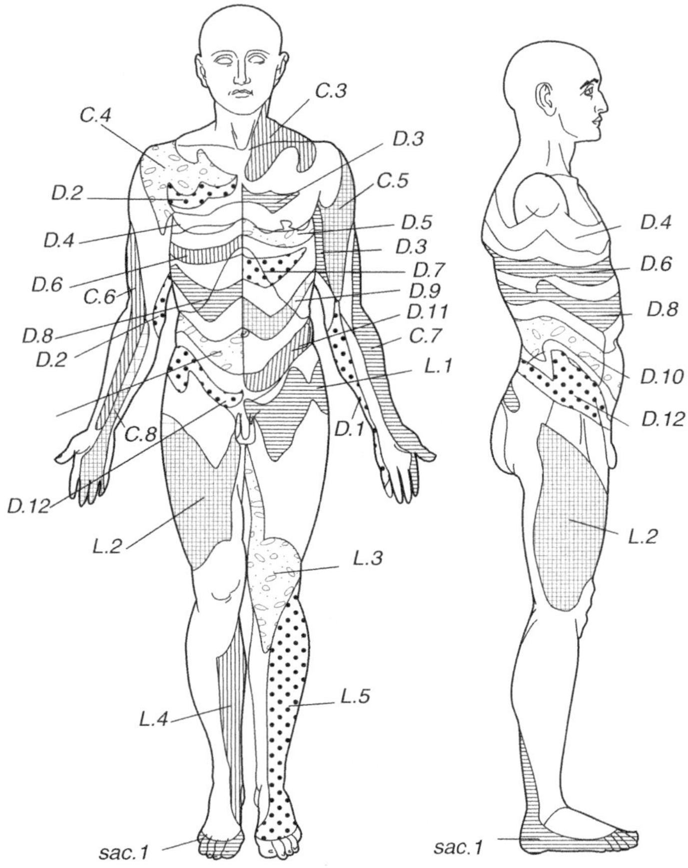

Figuur 4.10 Het menselijk lichaam in dermatomen volgens Head (in Moll van Charante 1900)

4.4 Speciale aspecten van dermatoomkaarten

Figuur 4.10 zijn de originele dermatoomkaarten van Henry Head, gebaseerd op de analyse van de verschijnselen bij herpes zoster (fig. 4.10). De grillige vorm van de dermatomen valt direct op: hier is geen sprake van schematisering. De knik in de dermatomen dorsaal en lateraal laat zien dat de innervatiegebieden van de dorsale, laterale en ventrale tak van de spinale zenuw ten opzichte van elkaar verschoven zijn: waarschijnlijk een realiteit die daarna honderd jaar lang gladgestreken is! De even en oneven genummerde dermatomen zijn op verschillende lichaamshelften afgebeeld.

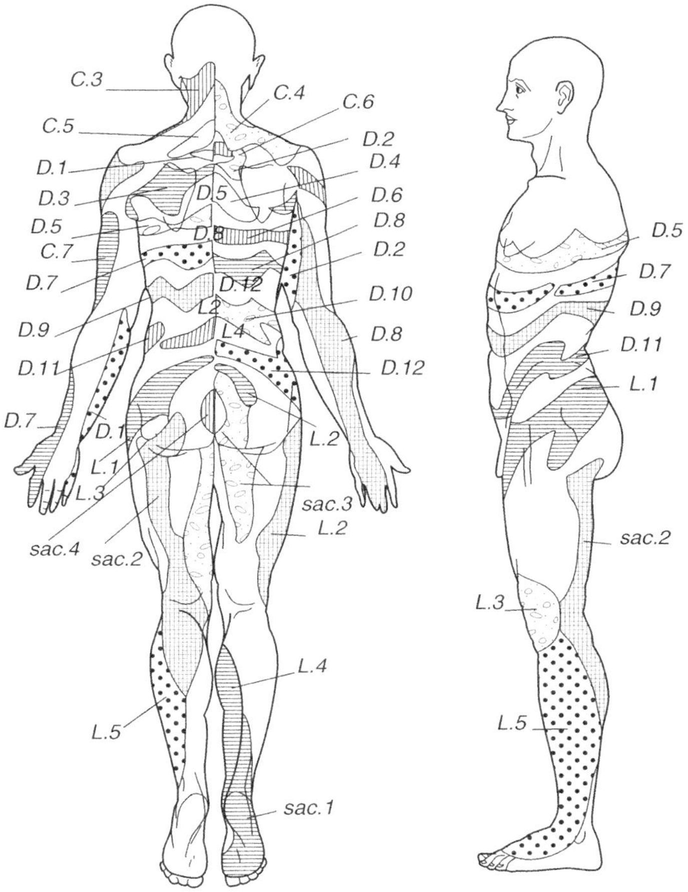

Figuur 4.10 Vervolg

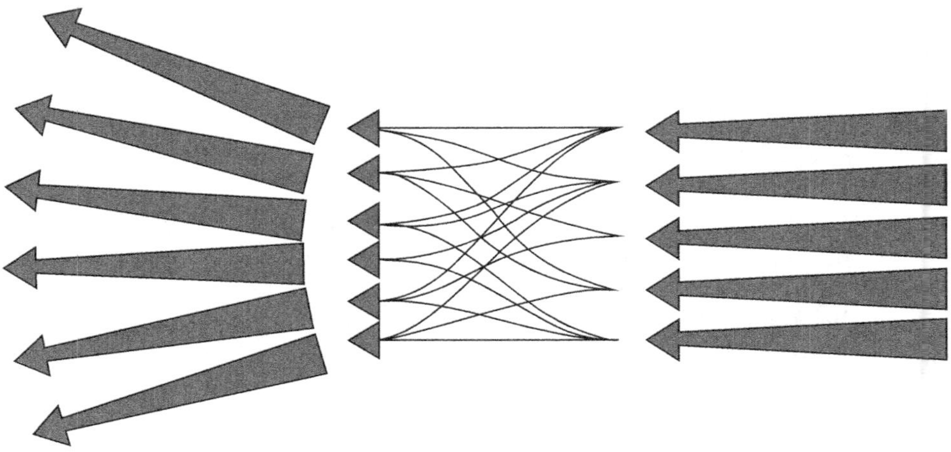

Figuur 4.11 Plexusvorming (vezels uit meerdere wortels herordenen zich via een vlechtwerk (plexus) tot perifere zenuwen)

In de figuren 4.11 en 4.12 is het verschil aangegeven tussen dermatomen en perifere zenuwinnervatiegebieden. Iedere zenuw bevat als regel elementen uit meerdere wortels. Eén perifeer zenuwgebied bevat dus onderdelen van meer dermatomen, terwijl één dermatoomgebied door meer perifere zenuwen verzorgd wordt. Aan de romp komen dermatomen en perifeer zenuwgebieden overeen (nn. intercostales), aan de ledematen is het verschil tussen dermatoom en perifeer zenuwgebied echter groot. Voorbeeld: het innervatiegebied van de n. cutaneus femoris lateralis (nr. 22) strekt zich uit over de dermatomen L1, L2 en L3.

Aan de romp zet de spinale zenuw zich voort in de nn. intercostales. Iedere spinale zenuw heeft een dorsale, laterale en ventrale tak (fig. 4.13, 4.14, 4.15 en 4.16).

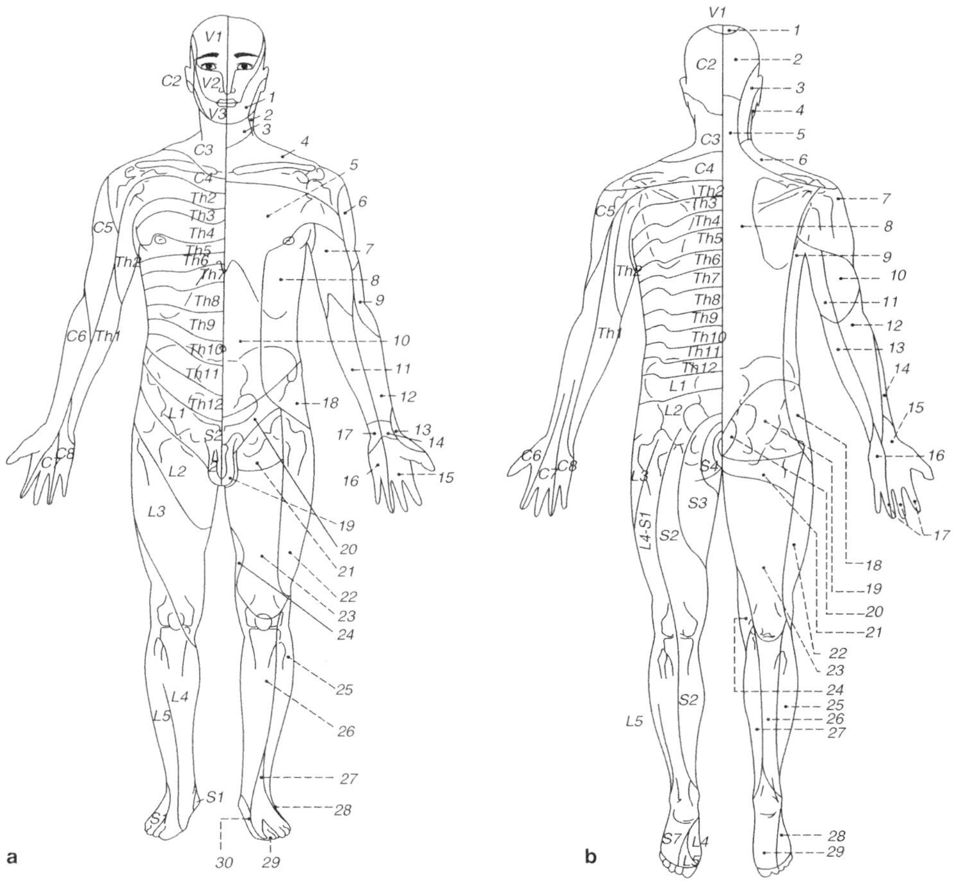

1 n. trigeminus
2 n. auricularis magnus
3 n. transversus colli
4 nn. supraclaviculares
5 rr. cutanei anteriores nn. intercostalium
6 n. cutaneus brachii lateralis superior
7 n. cutaneus brachii medialis
8 rr. mammarii laterales nn. intercostalium
9 n. cutaneus antebrachii posterior
10 rr. cutanei anteriores nn. intercostalium
11 n. cutaneus antebrachii medialis
12 n. cutaneus antebrachii lateralis
13 r. superficials n. radialis
14 r. palmaris n. mediani
15 n. medianus
16 nn. digitales palmares communes
17 r. palmaris n. ulnaris
18 n. iliohypogastricus (r. cut. lat.)
19 n. ilioinguinalis (nn. scrotales anteriores)
20 n. iliohypogastricus (r. cutaneus anterior)
21 n. genitofemoralis (r. femoralis)
22 n. cutaneus femoris lateralis
23 n. femoralis (rr. cutanei anteriores)
24 n. obturatorius (r. cut.)
25 n. cutaneus surae lateralis
26 n. saphenus
27 n. peronaeus superficialis
28 n. suralis
29 n. peronaeus profundus
30 n. tibialis (rr. calcanei)

1 n. frontalis (V1)
2 n. occipitails major
3 n. occipitails minor
4 n. auricularis magnus
5 rr. dorsales nn. cervicales
6 nn. supraclaviculares
7 n. cutaneus brachii lateralis superior
8 rr. dors. nn. spin. cervic., thorac., lumb.
9 rr. cutanei laterales nn. intercostalium
10 n. cutaneus brachii posterior
11 n. cutaneus brachii medialis
12 n. cutaneus antebrachii posterior
13 n. cutaneus antebrachii medialis
14 n. cutaneus antebrachii lateralis
15 r. superficialis n. radialis
16 r. dorsalis n. ulnaris
17 n. medianus
18 n. iliohypogastricus (r. cut. lat.)
19 nn. clunium superiores
20 nn. clunium medii
21 nn. clunium inferiores
22 n. cutaneus femoris lateralis
23 n. cutaneus femoris posterior
24 n. obturatorius (r. cut.)
25 n. cutaneus surae lateralis
26 n. suralis
27 n. saphenus
28 n. plantaris lateralis
29 n. plantaris medialis

Figuur 4.12 Het menselijk lichaam in dermatomen volgens Mumenthaler en Schliack (1977)

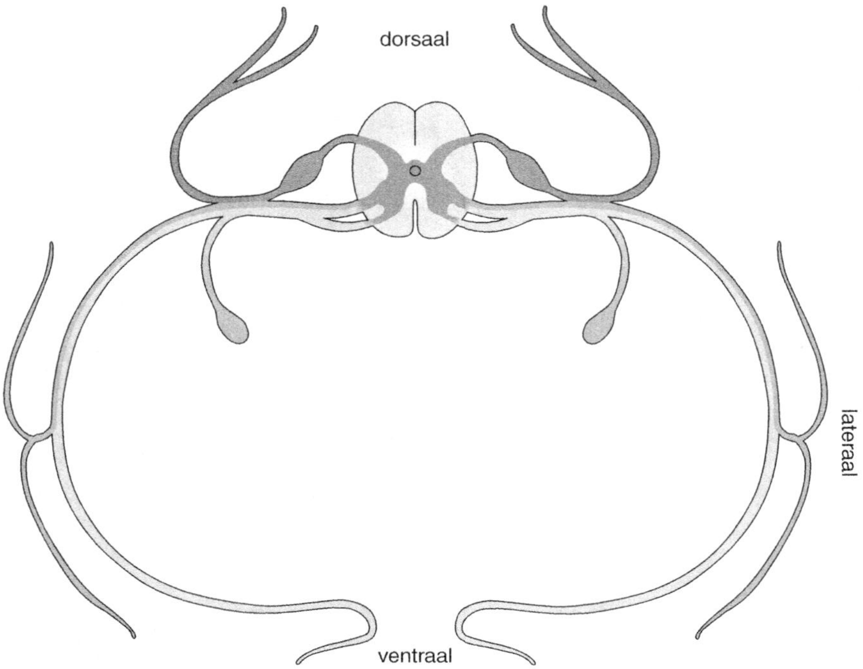

Figuur 4.13 Iedere spinale zenuw heeft een dorsale, laterale en ventrale tak. (Wancura-Kampik 2010)

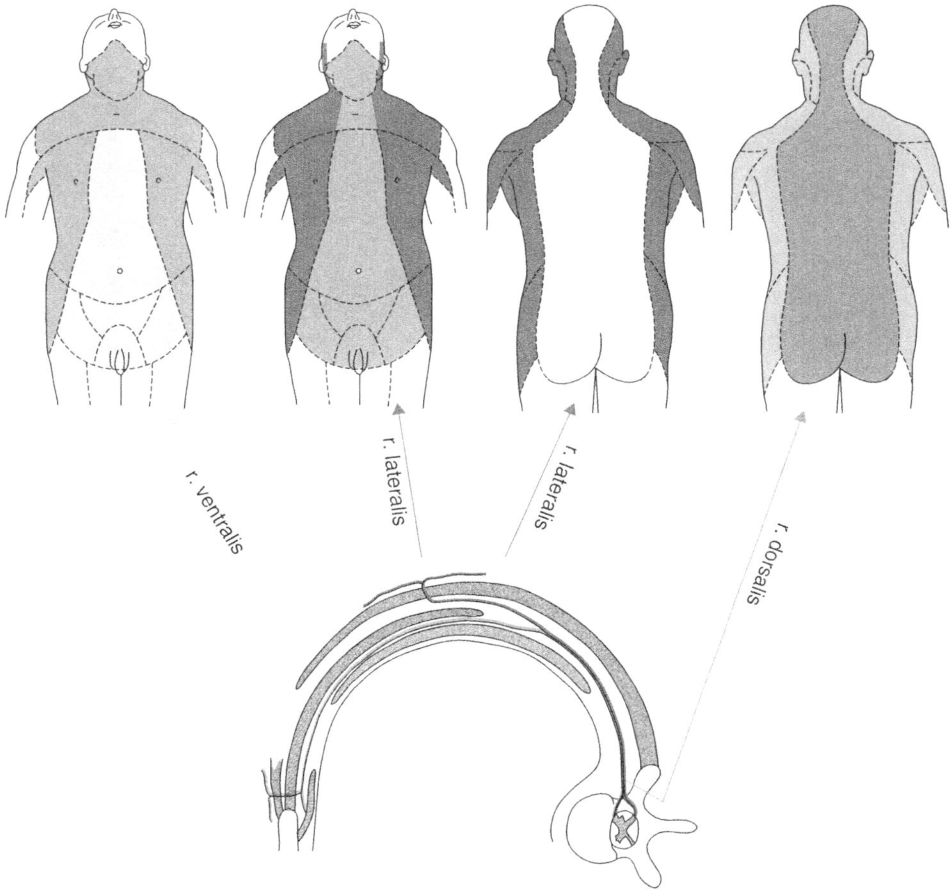

Figuur 4.14 Innervatiegebieden van de dorsale, laterale en ventrale tak. Op de grens van deze innervatiegebieden vertonen de dermatomen vaak een knik. (Wancura-Kampik 2010)

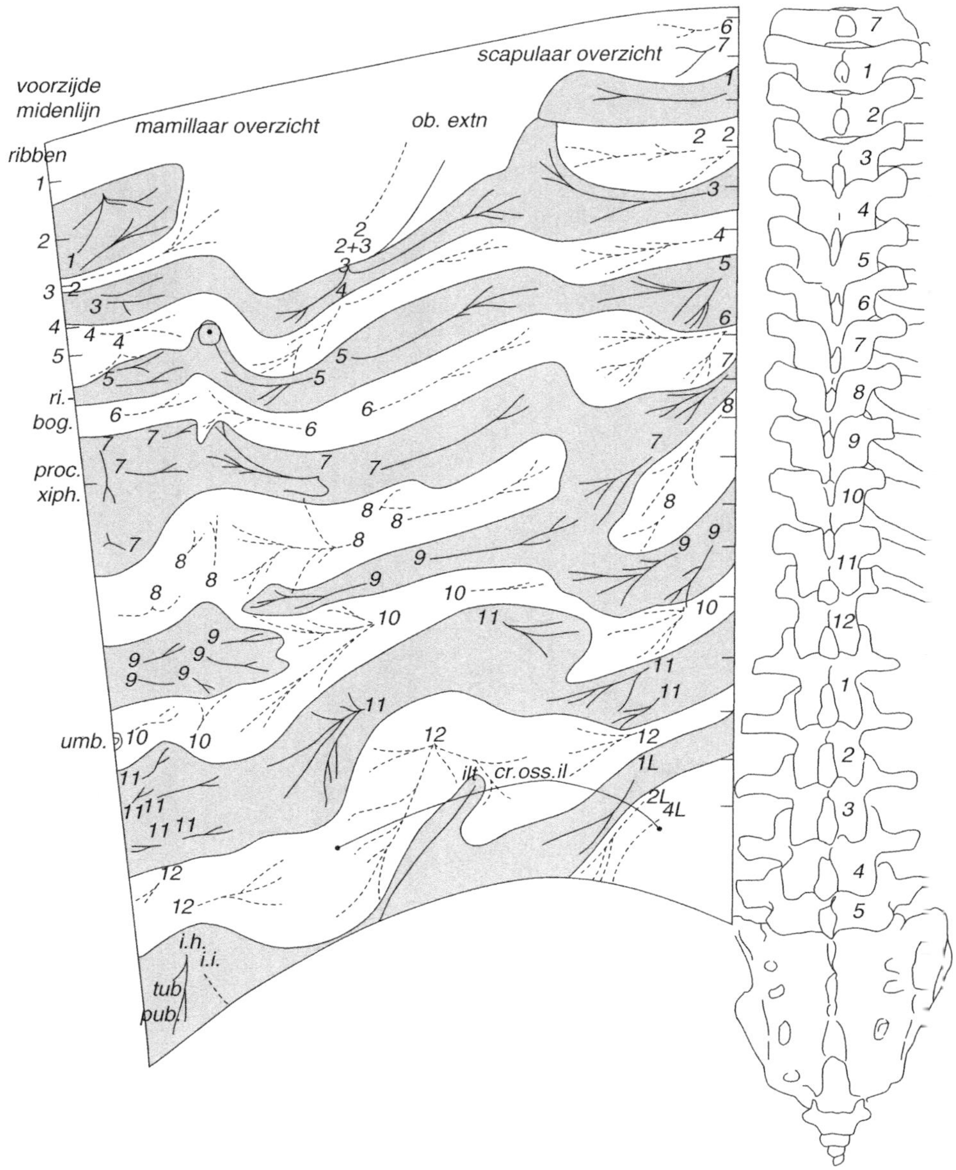

Figuur 4.15 Gedetailleerde weergave van de innervatiegebieden van de dorsale, laterale en ventrale takken van de spinale zenuwen aan de romp. Links: midden van de ventrale zijde van de romp (o. a. sternum). Rechts: wervelkolom. De vorm van de innervatiegebieden is complex. Deze 'krullen' en 'knikken' worden in de meeste dermatoomkaarten gladgestreken.

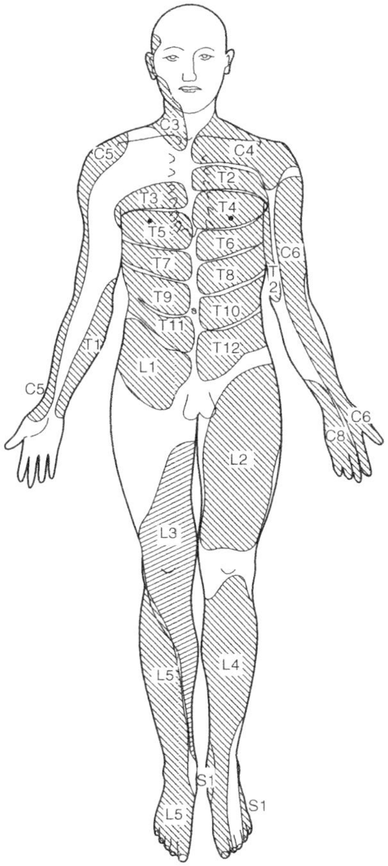

Figuur 4.16 Het menselijk lichaam in dermatomen volgens Foerster en Lewis (1942; in: Ruch 1979). Overlap is aangegeven door de even en oneven nummers aan de linker en rechter lichaamszijde.

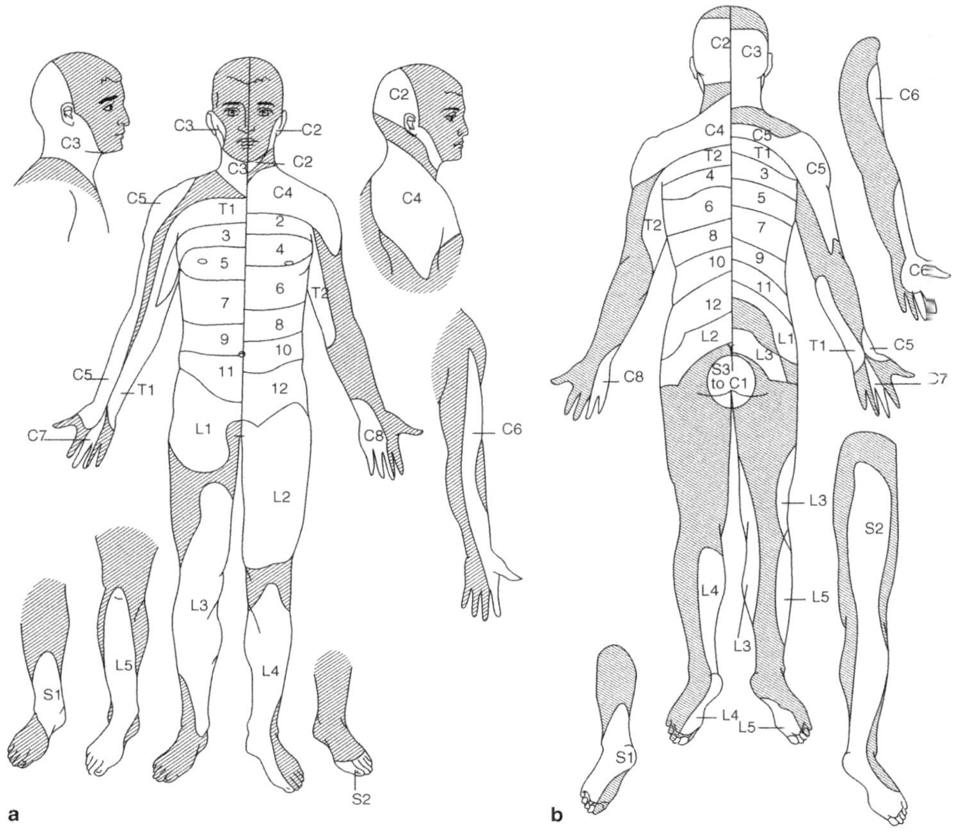

Figuur 4.17 Het menselijk lichaam in dermatomen volgens Gardner (1975).

Gardner (fig. 4.17) maakte de overlap van dermatomen zichtbaar door de even en oneven genummerde dermatomen respectievelijk aan de linker- en rechterlichaamshelft weer te geven. Aan de romp is de overlap ongeveer 50 %, aan de ledematen duidelijk meer. Om dit zichtbaar te maken zijn arm en been meermalen afgebeeld. Het gevolg is dat bij uitval van één wortel de sensibiliteit nergens geheel is opgeheven (ingebouwde veiligheid).

Ook de kaarten van Inman en Saunders (fig. 4.18) tonen de overlap van dermatomen. Door herhaalde afbeelding van de extremiteiten is de grote overlap van dermatomen zichtbaar gemaakt. Bijvoorbeeld: volgens de kaarten c en d bevat de grote teen elementen uit L4, L5 en S2.

Op deze kaarten worden dermatomen, myotomen en sklerotomen naast elkaar afgebeeld. Hierdoor is te zien dat de onder een bepaald huidgebied gelegen spieren en botten *globaal* dezelfde segmentale innervatie hebben. Er zijn echter verschillen: zie bijvoorbeeld de schouder en heup (huid 'zakt af' ten opzichte van spier en bot, zie ► H. 2). De segmentale aanduidingen bij de spieren moet men niet al te letterlijk opvatten, immers, spieren zijn driedimensionale structuren en de meeste spieren worden vanuit meerdere segmenten geïnnerveerd. Myotomen kan men daarom beter weergeven in tabellen (zie ► par. 4.5). Merk op dat sklerotomen zich uitstrekken van proximaal naar distaal. Bij de arm ziet men bijvoorbeeld sklerotoom C7 aan het schouderblad, elleboog en hand. Bij het been zijn segmenten L4, L5, S1,2 en 3 aanwezig aan bekken, knie en voet. Dit impliceert dat bijvoorbeeld een aandoening van het bekken gepaard kan gaan met pijn aan knie of voet (*referred pain* kan zich overal in het segment manifesteren).

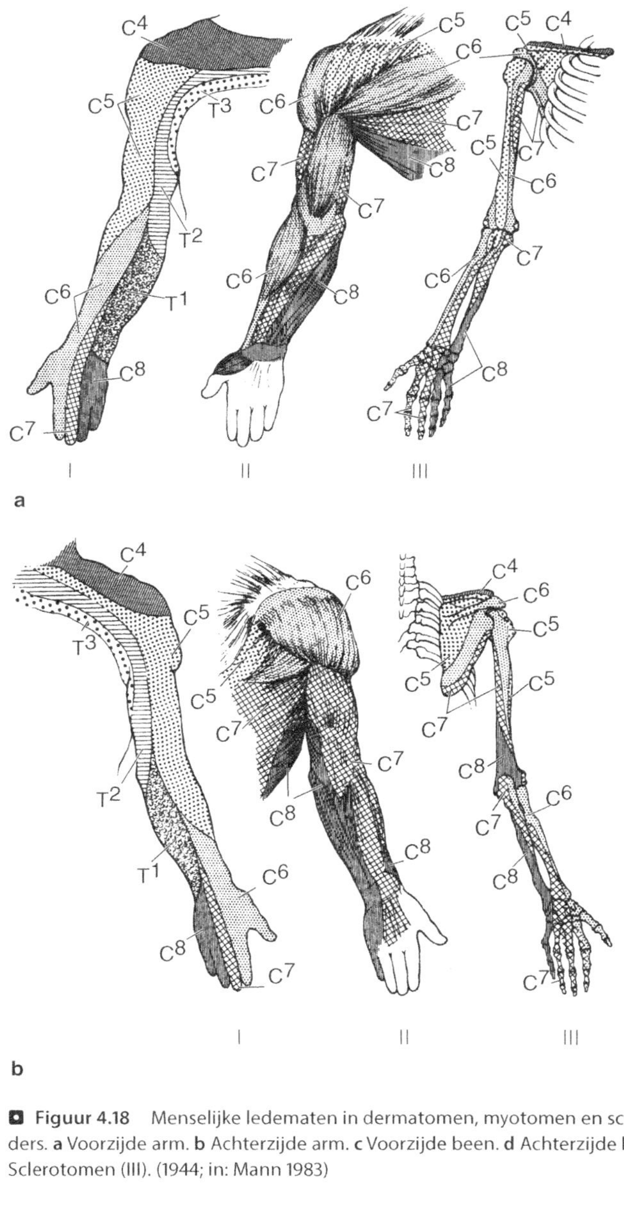

◘ **Figuur 4.18** Menselijke ledematen in dermatomen, myotomen en sclerotomen volgens Inman en Saunders. **a** Voorzijde arm. **b** Achterzijde arm. **c** Voorzijde been. **d** Achterzijde been. Dermatomen (I), Myotomen (II), Sclerotomen (III). (1944; in: Mann 1983)

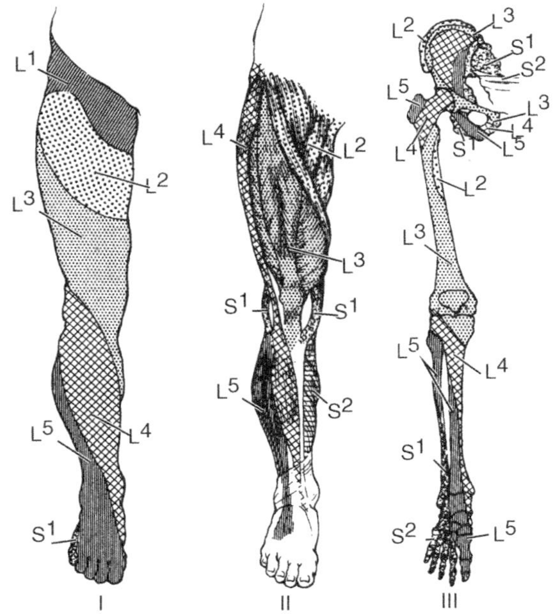

c

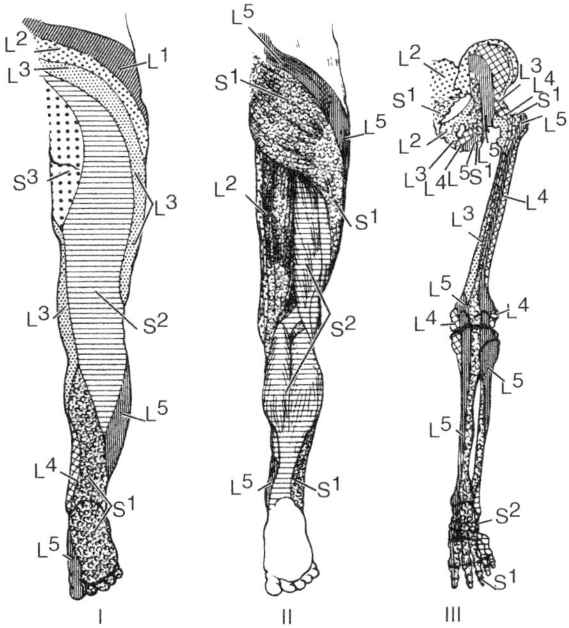

d

Figuur 4.18 Vervolg

4.5 Myotoomtabellen

Tabellen zijn in het algemeen saai. Ze zijn vooral handig om iets op te zoeken, in dit geval de segmentale innervatie van een spier. Het nut van tabellen zoals weergegeven in ◘ fig. 4.19, 4.20 en 4.21 blijkt uit het volgende: een spier, spierbundel of spiergroep kan atrofisch of gespannen zijn (hypertoon). Dit kan te maken hebben met een laesie of een overprikkeling van een bepaald ruggenmergssegment. Overprikkeling kan weer terug te voeren zijn op een orgaanafwijking (viscero-somatische reflex). Een blik op deze tabellen leert dat geen enkele spier vanuit slechts één segment wordt aangestuurd. Toch is dit misleidend, want de tabel geeft niet aan hoe groot het aandeel is van de verschillende segmenten. Er blijken wel degelijk spieren te zijn die voornamelijk vanuit één segment geïnnerveerd worden: de zogenaamde *Kennmuskel* (◘ tab. 4.1). Hypertonie of atrofie van deze spieren kan een belangrijk diagnostisch teken zijn: het zegt vooral iets over één bepaald segment.

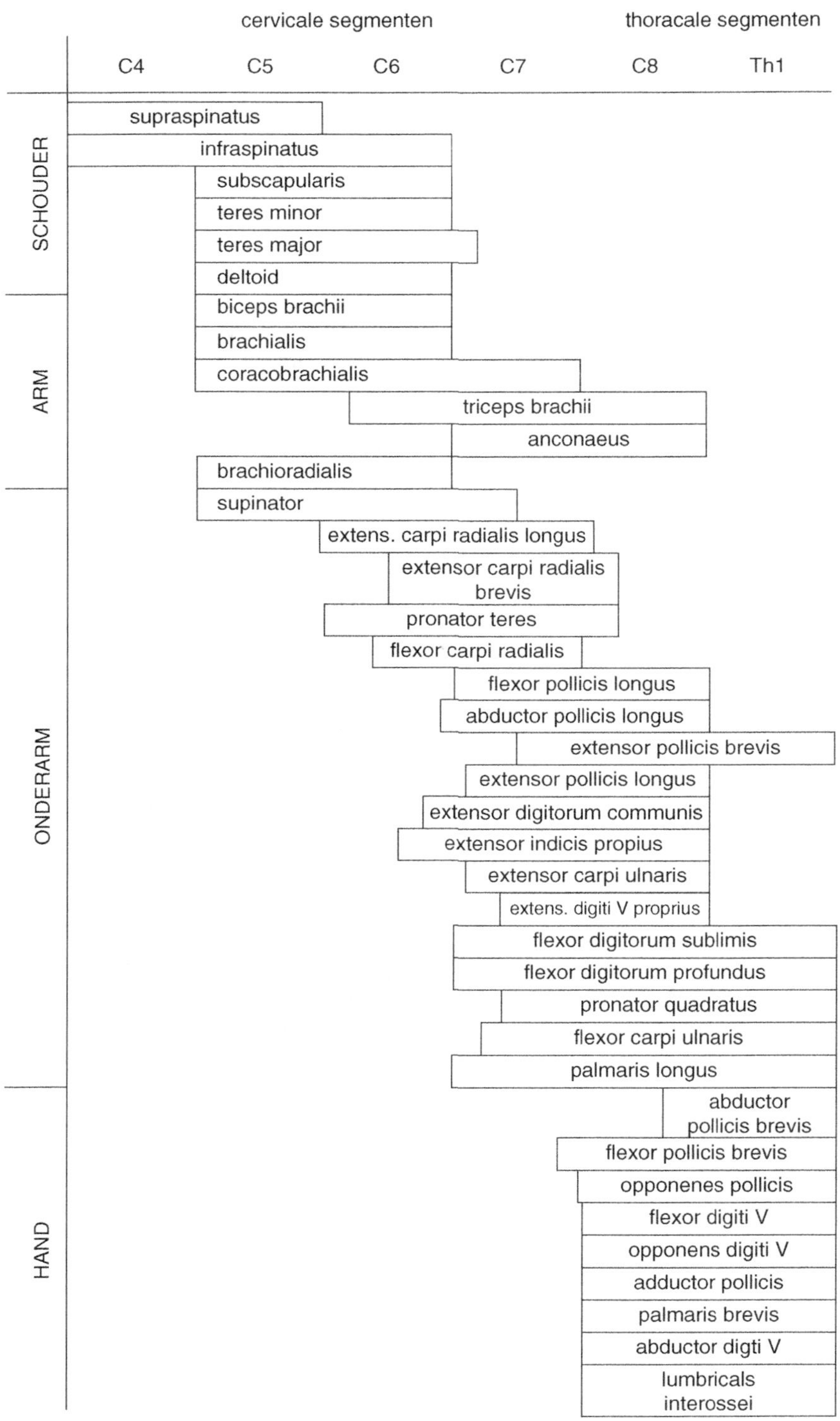

Figuur 4.19 Segmentale innervatie van de spieren van de arm (volgens Guttman (1976))

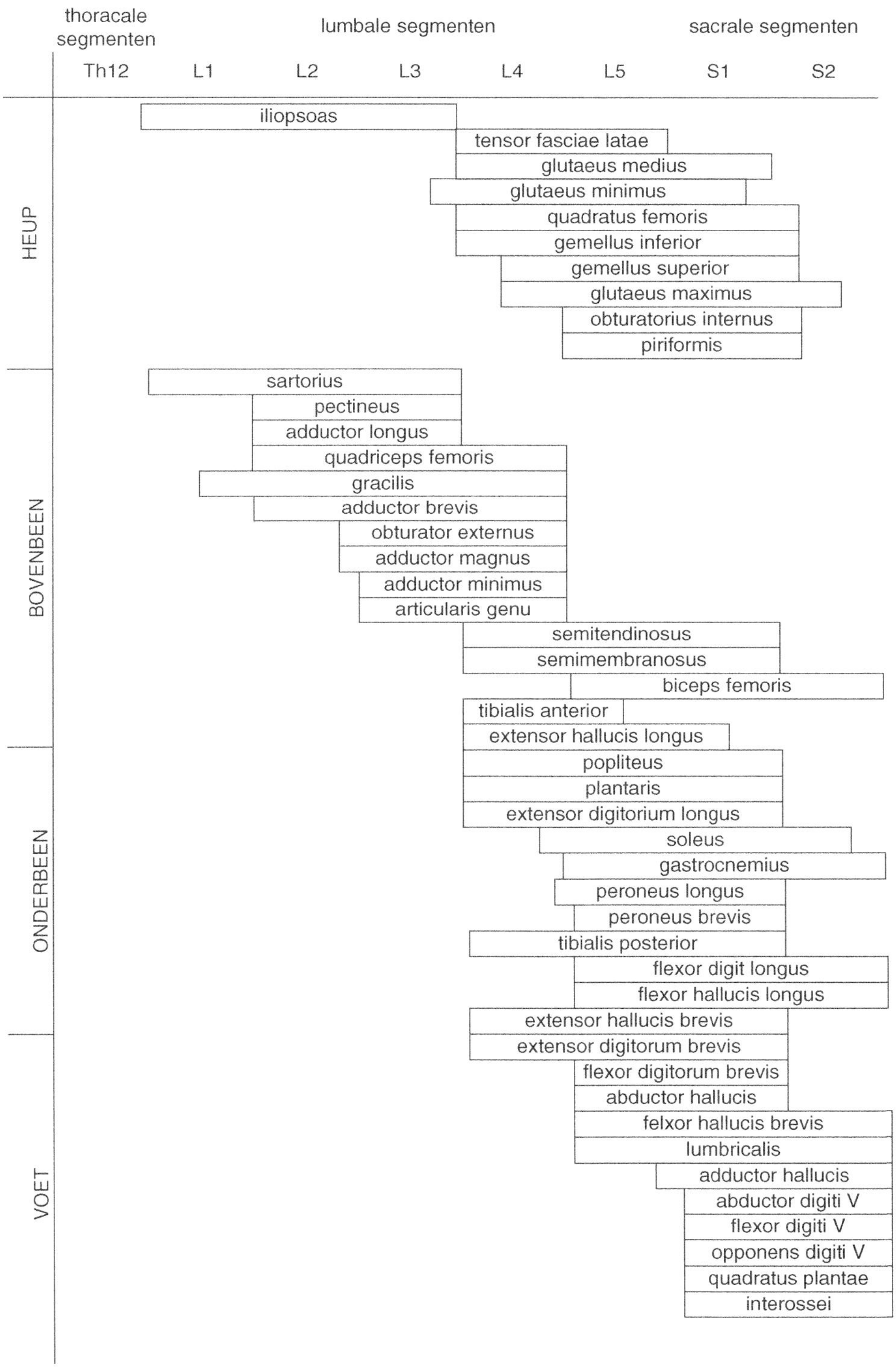

Figuur 4.20 Segmentale innervatie van de spieren van het been (volgens Guttman (1976))

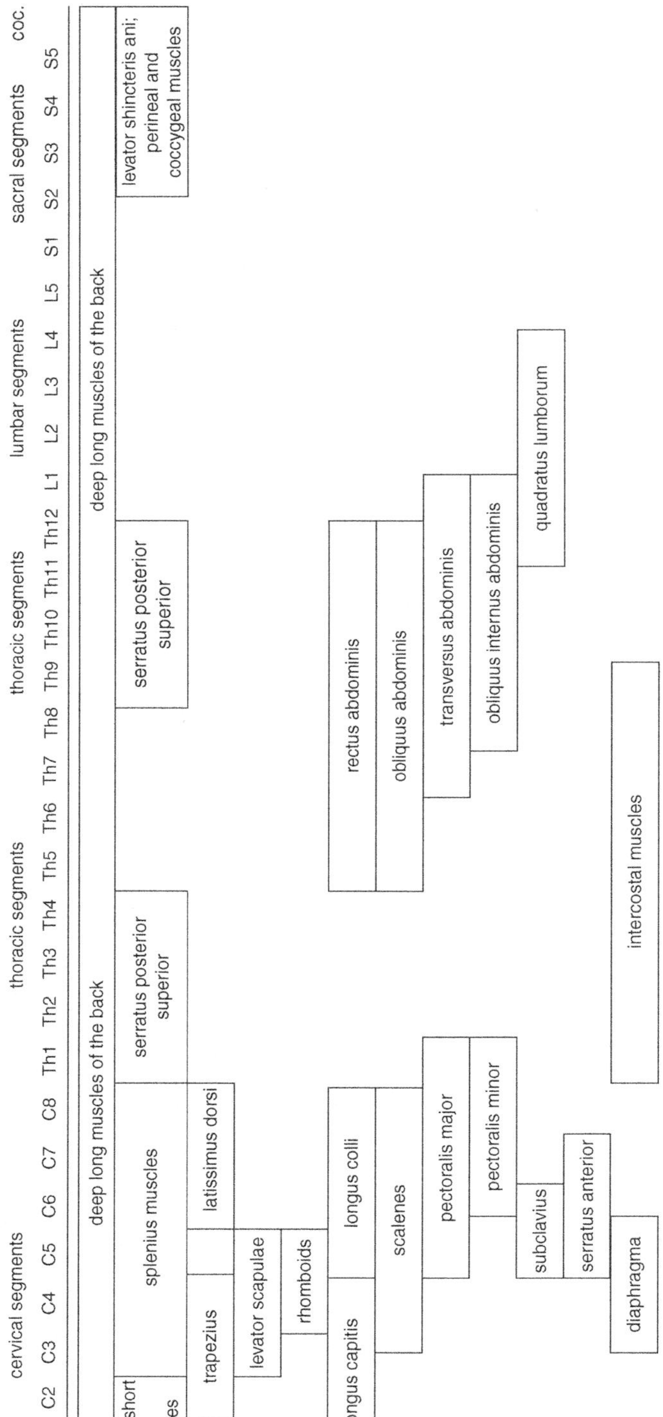

Figuur 4.21 Segmentale innervatie van de spieren van de romp (volgens Guttman (1976))

Tabel 4.1 *Kennmuskel*: spieren die voornamelijk vanuit één segment geïnnerveerd worden

Kennmuskel	Segment
m. deltoïdeus	C5
m. biceps brachii	(C5) C6
m. brachioradialis	(C5) C6
m. triceps brachii	C7
m. pronator teres	C7
duimmuisspieren	C7
pinkmuisspieren	C8
mm. interossei	C8
m. vastus medialis en lateralis	
(m. quadriceps femoris)	(L3) L4
m. tibialis anterior	L4
m. extensor hallucis longis	L5
m. tibialis posterior	L5
m. triceps surae	S1 (S2)

Somatisch en autonoom zenuwstelsel, een onterechte splitsing?

Samenvatting
Het is gebruikelijk een onderscheid te maken tussen het somatische en het autonome of vegetatieve zenuwstelsel. Het zenuwstelsel functioneert echter altijd als geheel, hetgeen blijkt uit talrijke praktische voorbeelden (actie, mictie, pijn, seksuele functies). Het somatische zenuwstelsel is vooral gericht op de interactie met de omgeving (via actie en waarneming), het autonome zenuwstelsel staat ten dienste van de homeostase. Er zijn somatische en autonome reflexen, die beide tot stand komen via afferente en efferente vezels en een of meer centrale synapsen. Het efferente deel van het autonome zenuwstelsel kan verdeeld worden in het sympathische en parasympathische zenuwstelsel voor respectievelijk ergotrope en trofotrope functies.

Het is in de neurofysiologie gebruikelijk het zenuwstelsel te verdelen in een *somatisch* (ook wel animaal) en *autonoom* gedeelte (ook wel vegetatief, of enigszins onvolledig visceraal genoemd). Deze verdeling is echter arbitrair: *het zenuwstelsel functioneert te allen tijde als geheel* (Brooks, 1983). Zowel op het niveau van de hersenen als op segmentaal niveau blijkt er een intensieve coöperatie en interactie tussen somatisch en autonoom zenuwstelsel te bestaan. Tijdens ons dagelijks functioneren gaan somatische en autonome verschijnselen vaak (steeds?) op zinvolle wijze samen. Enkele voorbeelden:

- Bij een verwonding worden onmiddellijk sympathische reflexen geactiveerd, die onder andere vasoconstrictie geven (stelping van de bloeding). Tegelijk worden signalen naar de hersenen vervoerd en ontstaat de bewuste sensatie pijn (somatisch zenuwstelsel).
- Bij lichamelijke arbeid (spieren: somatisch) neemt de hartslag toe (autonoom).
- Tijdens toenemende vulling van de blaas verslapt zich de wand onder invloed van autonome reflexen. Vanaf een zekere vullingsgraad ontstaat een bewust "vullingsgevoel" en daarna aandrang. De mictiereflex (autonoom) kan bewust worden onderdrukt (somatisch). Verlies van bewuste controle is uitermate onprettig.
- Prikkeling van erogene zones wordt bewust gevoeld (somatisch), de erectiereflex (man) en de vochtsecretie (vrouw) komen echter via autonome reflexen tot stand. Ejaculatie is een autonome reflex, orgasme een bewust gevoel. Seks zou minder leuk zijn als het niet bewust gevoeld zou worden.
- Stapt men in een warm bad of juist in koud water, dan reageren onze bloedvaten onmiddellijk met vasodilatatie respectievelijk vasoconstrictie (autonoom). Tegelijk hebben we een bewuste warmte- respectievelijk koudesensatie (somatisch).
- Bij psychische spanning stijgt de bloeddruk en zweetsecretie (autonoom). Tegelijk neemt ook de spierspanning toe (somatisch).

Sommige functies kunnen moeilijk bij een van beide delen van het zenuwstelsel worden ondergebracht, bijvoorbeeld de ventilatie. Het ademritme wordt in sterke mate bepaald vanuit autonome centra, maar kan bewust worden gestuurd (zingen, spreken, blaasinstrument, luchtbed opblazen) en komt tot stand via dwarsgestreepte spieren.

Daarbij komt dat het dagelijkse gebruik van de term 'autonoom' niet naadloos aansluit op het neurowetenschappelijke gebruik ervan. Eigenlijk zijn allerlei dagelijkse routinehandelingen autonoom in die zin dat ze verregaand onbewust verlopen (zich aankleden, lopen, fietsen). Toch speelt bij het verrichten van deze handelingen het somatische zenuwstelsel een hoofdrol! Bij de bespreking hierna wordt – om praktische redenen – uitgegaan van de in de neurowetenschappen gebruikelijke definities.

Intermezzo

Bij het leren van vaardigheden (bijv. pianospelen) onderscheidt men 3 fasen:

1. **De oriënterende, cognitieve fase: een eerste kennismaking met de betreffende vaardigheid.**
2. **De oefenfase: je probeert van alles uit en bent daar vaak heel bewust mee bezig (noten lezen, vingerzetting).**
3. **De *autonome* fase: de vaardigheid kan 'automatisch', zonder nadenken, worden verricht, is tot routine geworden.**

Heeft men deze laatste (begerenswaardige!) fase bereikt, dan gaat het als het ware vanzelf, het is een tweede natuur geworden. Het somatische zenuwstelsel wordt geactiveerd, maar dit verloopt (gelukkig!) zeer autonoom.

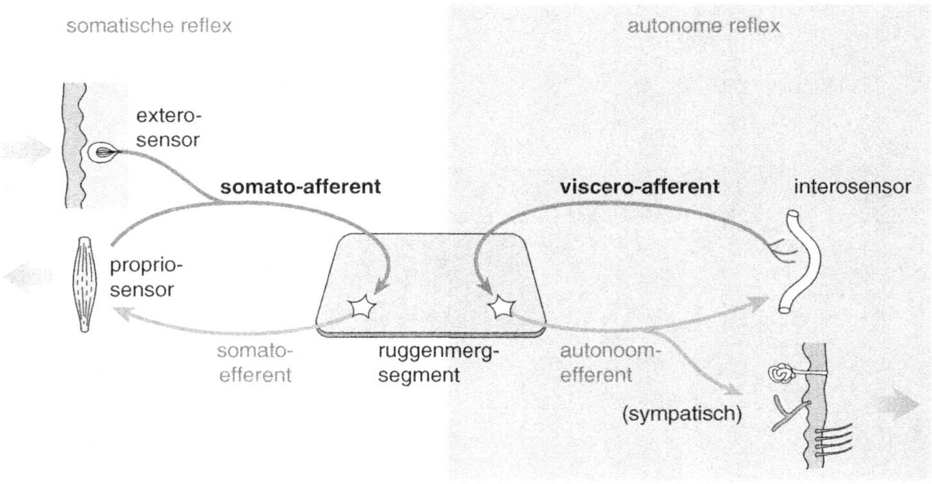

Figuur 5.1 Somatische en autonome reflexen. De namen van de verschillende sensoren en vezels zijn aangegeven. Autonoom-efferente vezels zijn voor een deel visceraal; een ander deel (sympathische vezels) bereikt ook de huid. Voorbeeld autonome reflex: rek van blaaswand geeft mictie. Voorbeeld somatisch reflex: terugtrekreflex bij aanraken van een hete pan.).

5.1 Het somatische zenuwstelsel

Het somatische zenuwstelsel heeft vooral te maken met de wisselwerking tussen het individu en zijn omgeving, dat wil zeggen *informatie-uitwisseling*. Enerzijds beïnvloedt het individu zijn omgeving via *actie* (motoriek), anderzijds beïnvloedt de omgeving het individu door het proces van de *waarneming* (sensoriek). Deze wisselwerking kan reflexmatig (onbewust, min of meer stereotiep), maar ook bewust zijn. Een somatische reflex (bijv. de kniepeesreflex) verloopt min of meer onbewust, dat wil zeggen of men wil of niet, maar er is wel invloed van de psyche (bijv. aandacht). Vroeger sprak men ook wel van 'willekeurig' zenuwstelsel. Deze term is echter terecht in onbruik geraakt. Ten eerste is de term 'willekeurig' dubbelzinnig; het kan *lukraak* betekenen, maar ook *door de wil gestuurd*. Ten tweede blijken veel somatische processen onbewust te verlopen. Een actie als *lopen* komt typisch tot stand via het somatische zenuwstelsel, maar is – gelukkig! – grotendeels een onbewuste actie. Bij een somatische reflex (fig. 5.1) komt de prikkel van de buitenwereld via de huid of het bewegingsstelsel binnen (extero- en propriosensoren). De impulsen bereiken via zogenoemde *somato-afferenten* het ruggenmerg (of de hersenstam) en hebben hun effect via *somato-efferenten*. Voorbeelden hiervan zijn de kniepeesreflex (een propriosensorische reflex) en de terugtrekreflex (een exterosensorische reflex).

NB: De Engelse uitdrukking *voluntary movement* wordt vaak (slecht) vertaald in *willekeurige* of *vrijwillige* beweging. Beter is: *door de wil gestuurde* beweging.

5.2 Het autonome zenuwstelsel

Men spreekt ook vaak van het vegetatieve zenuwstelsel. Het autonome zenuwstelsel staat vooral ten dienste van de *homeostase* binnen het lichaam. Wanneer het processen in de ingewanden betreft, zou men ook van visceraal zenuwstelsel kunnen spreken. Er zijn echter ook structuren

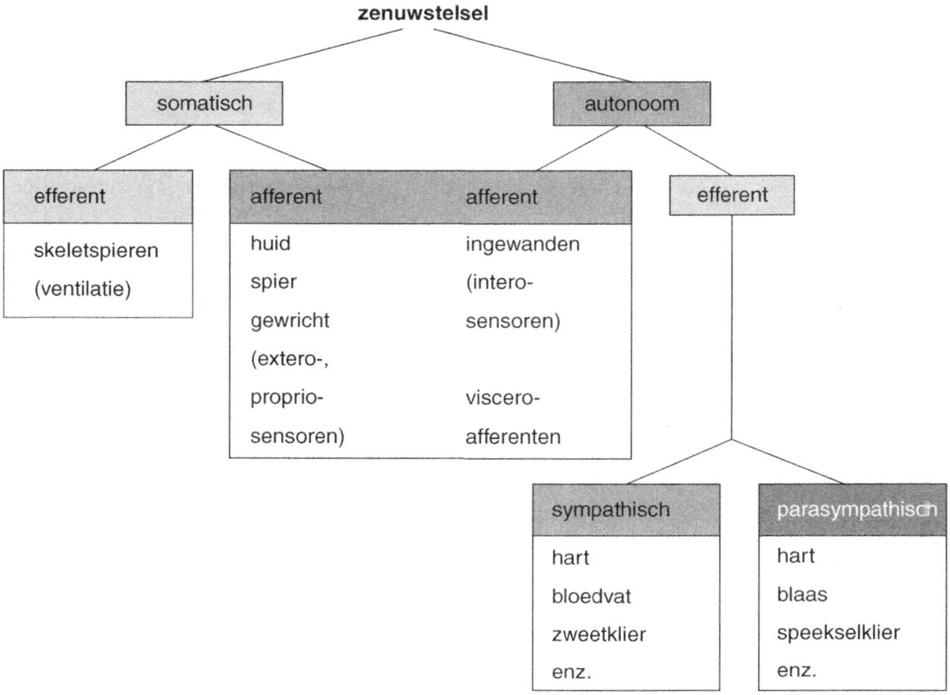

Figuur 5.2 Indeling van het zenuwstelsel.

in de periferie (pupil, vaten, zweetkliertjes, haren van de huid) die autonoom worden geïnnerveerd. De term 'visceraal' is dus onvolledig. Het autonome zenuwstelsel heeft in het algemeen betrekking op functies die min of meer buiten de wil om verlopen. Ook dit is echter niet altijd het geval. De term 'autonoom' moet daarom eveneens met een korrel zout genomen worden.

Aan het autonome zenuwstelsel onderscheidt men een efferent en afferent gedeelte. Het efferente gedeelte wordt onderverdeeld in het *(ortho)sympathische* en *parasympathische zenuwstelsel*. Het betreft hier onder andere verschillen in functie, oorsprong, perifeer verloop en transmitters.

Het *sympathische* zenuwstelsel ontspringt vanuit de ruggenmergssegmenten C8/Th1 tot en met L2. Dit is – grofweg – het gedeelte van het ruggenmerg *tussen* de plexus brachialis en de plexus lumbosacralis. Het parasympathische zenuwstelsel heeft zijn oorsprong deels in de hersenstam (o.a. n. vagus), deels in de ruggenmergssegmenten S2 tot en met S4 (nn. pelvici) (d. w. z. *boven en onder* de plexus).

Het sympathische zenuwstelsel staat ten dienste van *actie*; men spreekt ook wel van *ergotrope functies*. Actie houdt in dat bepaalde orgaansystemen worden gestimuleerd en andere worden afgeremd. Bij fysieke inspanning (maar ook bij psychische spanning) nemen bijvoorbeeld de bloeddruk en de hartfrequentie toe, maar wordt de spijsvertering afgeremd. Voor de verklaring van segmentale verschijnselen is het van belang te weten dat vezels van het sympathische zenuwstelsel *alle uithoeken van het lichaam* bereiken.

Het sympathische zenuwstelsel bereikt alle uithoeken van het lichaam

Het *parasympathische* zenuwstelsel innerveert vooral de ingewanden van borst, buik en bekken, alsmede enkele structuren aan het hoofd (pupil, traan- en speekselklieren). De aanduiding 'visceraal' is hier dus redelijk op zijn plaats. Het parasympathische zenuwstelsel is van belang voor de zogenoemde *trofotrope functies:* functies die de overhand hebben tijdens rust, herstel- en opbouwprocessen. Afgezien van enkele functies in het gelaat (traanklier, pupil) bereikt het parasympathische zenuwstelsel dus niet de periferie. De huid wordt autonoom alleen geïnnerveerd door het sympathische zenuwstelsel.

Autonome reflexen worden opgewekt vanuit interosensoren. De impulsen bereiken via *autonoom-afferenten* (ook: viscero-afferenten) ruggenmerg of hersenstam en hebben hun effect via *autonoom-efferenten* (ook: viscero-efferenten) van het sympathische *en/of* parasympathische zenuwstelsel. Een voorbeeld: daling van de bloeddruk wordt waargenomen door barosensoren (gelegen in de wand van de a. carotis). Via autonoom-afferenten worden centra in de hersenstam bereikt en vandaar worden autonoom-efferenten beïnvloed, zowel sympathische (vasoconstrictie, hartversnelling) als parasympathische (hartversnelling door afname van de remmende invloed van de n. vagus). Dergelijke reflexen moeten bijvoorbeeld in werking treden bij het plotseling rechtop gaan staan.

Met nadruk zij gesteld dat de termen 'sympathisch' en 'parasympathisch' het *efferente* gedeelte van het autonome zenuwstelsel betreffen, onder andere omdat het aan elkaar tegengestelde effecten betreft (rust versus actie). Autonoom-afferenten kunnen van sympathische en/of parasympathische *routes* gebruikmaken (grensstreng, n. vagus, nn. pelvici; zie ► H. 6).

Het is echter de vraag of het eigenlijk wel juist is te spreken van autonoom-afferente vezels. Wanneer de activiteit in deze vezels hoog genoeg is, zullen immers altijd bewuste sensaties het gevolg kunnen zijn (honger, pijn, aandrang enz.). Men kan geen bezwaar maken tegen de term *viscero-afferenten* wanneer men vezels bedoelt die activiteit geleiden van de ingewanden naar het centrale zenuwstelsel (zie ook ◘ fig. 5.1).

Een samenvatting van het voorgaande wordt weergegeven in ◘ fig. 5.2.

Hoe zijn de ingewanden met het zenuwstelsel verbonden?

Samenvatting

De innervatie van ingewanden is complex. Er zijn 4 afferente wegen: afferenten die de sympathische route volgen, nn. phrenici, nn. pelvici en n. vagus. Via een of meer van deze wegen kunnen ruggenmergssegmenten geactiveerd worden, hetgeen zich kan uiten in segmentale verschijnselen die een diagnostische betekenis kunnen hebben. Via parasympathische en sympathische efferenten kan de orgaanfunctie worden gereguleerd. Deze efferente activiteit kan ook beïnvloed worden door stimulatie aan het lichaamsoppervlak. Dit kan therapeutisch worden toegepast. De ordening van somatische en sympathische innervatie is nogal verschillend. Dit kan ertoe leiden dat sympathische verschijnselen een andere lokalisatie kunnen hebben dan de somatische verschijnselen.

Hoe zijn de ingewanden met het zenuwstelsel verbonden?

Het antwoord op deze vraag is om twee redenen nuttig:

1. Via *afferenten* bereikt activiteit uit ingewanden het ruggenmerg of de hersenstam. Dit kan leiden tot segmentale verschijnselen/symptomen die aan het lichaamsoppervlak kunnen worden waargenomen en daarmee *diagnostisch relevant* zijn.
2. Via *efferenten* uit ruggenmerg/hersenstam wordt het functioneren van organen gereguleerd. Deze efferente activiteit kan het gevolg zijn van een ingewandsstoornis, maar ook van stimulatie aan het lichaamsoppervlak: diagnostisch en therapeutisch relevant dus.

6.1 Afferent: diagnostisch relevant

Voor inzicht in de segmentale diagnostiek is het noodzakelijk te weten hoe prikkels vanuit de ingewanden het ruggenmerg of de hersenstam bereiken: de *afferente segmentale innervatie*. Wanneer deze wegen bekend zijn, weten we welke ruggenmergssegmenten 'met impulsen gebombardeerd' worden, dat wil zeggen hyperactief zijn, wanneer er met een orgaan iets mis is. Omdat de organen zelf, de vliezen en kapsels, en de dichtstbijzijnde thorax- of buikwand verschillend geïnnerveerd kunnen zijn, kunnen complexe situaties ontstaan. Een beginnend ziekteproces in een intern orgaan zal bijna altijd meer zenuwwegen tegelijk activeren.

De volgende *viscero-afferente* wegen zijn in ieder geval van belang (◘ fig. 6.1):

1. Vezels die de route volgen van de (efferente) *sympathische vezels*. Ze lopen dus via de grensstreng, synapteren daar echter niet en treden via de achterwortel in het ruggenmerg. Het cellichaam ligt in het spinale ganglion. Er zijn echter ook afferenten beschreven die via de voorwortel binnentreden. De scheiding voor-/achterwortel-efferent/afferent (wet van Bell-Magendie) blijkt dus minder streng te gelden dan men lange tijd dacht. De afferenten die deze eerste route volgen, kunnen intreden in de segmenten C8/Th1 tot en met L2, dat wil zeggen het oorsprongsgebied van de sympathicus.
2. Via de *nn. phrenici* bereiken impulsen die uit de vliezen afkomstig zijn de segmenten C2, C3 en C4. Veel organen uit borst- en buikholte projecteren via deze weg mede op de hoge cervicale segmenten.
3. Via de *nn. pelvici* bereiken prikkels uit de bekkeningewanden de segmenten S2, S3 en S4.
4. Via de *n. vagus* worden prikkels afkomstig van borst- en buikorganen naar de hersenstam vervoerd. De kern van de n. vagus strekt zich in de lengte uit over een deel van de hersenstam en reikt tot in het cervicale segment C2. Deze cervicale projectie via de n. vagus kan een verklaring zijn voor allerlei verschijnselen aan het hoofd bij ingewandsstoornissen. De bekkenrand vormt de grens tussen het uitbreidingsgebied van de n. vagus en de nn. pelvici.

◘ Figuur 6.1 geeft een samenvatting van deze wegen. Duidelijk is te zien dat er enkele ruggenmergssegmenten zijn die geen prikkels uit de ingewanden ontvangen: de segmenten C5, C6 en C7 en L3, L4, L5 en S1, globaal genomen de oorsprongsgebieden van plexus brachialis en lumbosacralis. Deze 'lege' ruggenmergssegmenten (hiaten) corresponderen met dermatomen en myotomen van de ledematen. Vanuit dit gegeven is te verklaren dat 'orgaanzones' zich overwegend op de romp bevinden.

Bijna steeds worden organen afferent dubbel geïnnerveerd (analoog aan de dubbele efferente innervatie). Bovendien worden bij orgaanaandoeningen de vliezen vaak meegeprikkeld. Prikkels uit interne organen activeren daardoor meestal verschillende afferente wegen tegelijkertijd. In ◘ fig. 6.2 is dit uitgewerkt voor het hart en de blaas:

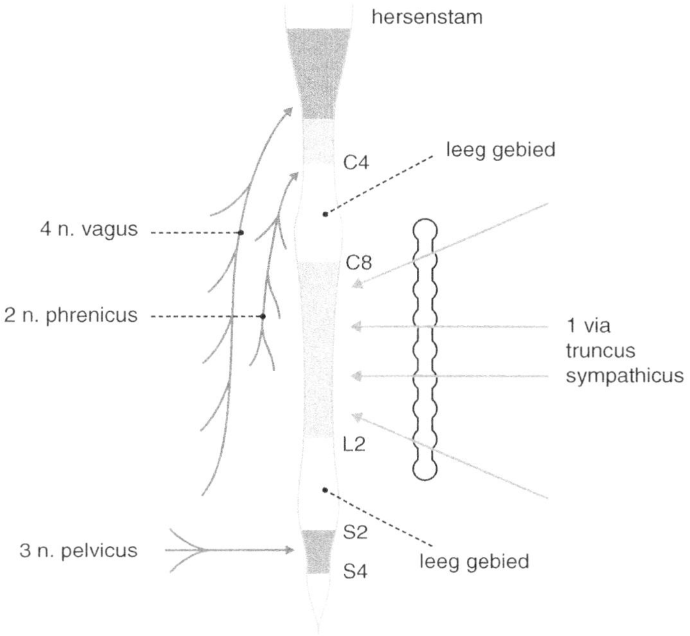

Figuur 6.1 Afferente innervatie van de ingewanden. Er zijn vier wegen mogelijk: via de truncus sympathicus (1), de n. phrenicus (2), de nn. pelvici (3) en de n. vagus (4). De bekkenrand vormt de grens tussen n. vagus en n. pelvicus. Er zijn twee 'lege gebieden' in het ruggenmerg: delen waarop geen ingewanden projecteren. Bij een orgaanafwijking worden meestal verschillende wegen tegelijkertijd geactiveerd.

- Hart en pericard: route 1, 2 en 4; dit correspondeert met hoog thoracale, cervicale segmenten en hersenstam.
- Blaas: route 1 en 3; laag thoracolumbale en sacrale segmenten.

Het gevolg is dat vanuit één orgaan verschillende ruggenmergssegmenten – vaak niet aangrenzende – worden geactiveerd. Bizarre lokalisaties van verschijnselen die voorheen slechts mystiek geduid konden worden, worden vanuit dit segmentale perspectief nu enigszins aannemelijk. Segmentale verschijnselen kunnen voorkomen op anatomisch ver van elkaar verwijderde plaatsen. Dit is o.a. terug te voeren op het feit dat de sympathische innervatie wezenlijk anders geordend is dan de somatische (zie verder). Ook hier is het voorbeeld van het hart weer instructief. Hartafwijkingen kunnen gepaard gaan met verschijnselen/stoornissen op de volgende plaatsen:
- midden op de borst;
- op de rug tussen de schouderbladen;
- rond de schouder;
- aan de ulnaire onderarm;
- in de nek tot aan de onderkaak;
- in het aangezicht;
- de pupil.

Voor de 'niet-weter' verwarrend, voor de kenner een diagnostische steun!

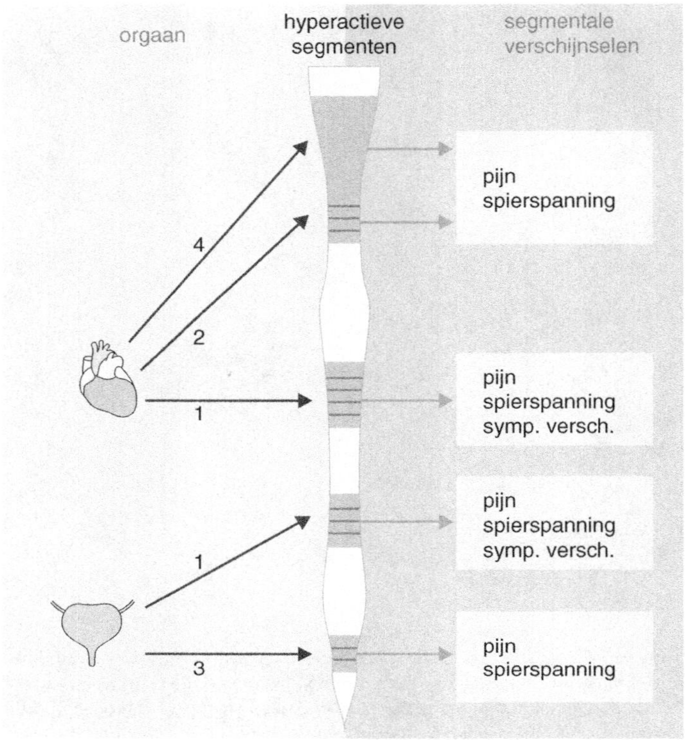

Figuur 6.2 Afferente projecties van hart en blaas. Vanuit het hart zijn drie routes mogelijk, vanuit de blaas twee. De nummers corresponderen met de vier mogelijkheden die in de tekst en fig. 6.1 zijn aangegeven. Door deze multipele projectie worden ruggenmergssegmenten groepsgewijs geactiveerd. Segmentale verschijnselen kunnen ontstaan in de bijbehorende derma-, myo- en 'sympathicotomen': pijn, spierspanning en sympathische verschijnselen. Door deze multipele projecties zijn bizarre lokalisaties mogelijk.

6.2 Efferent: diagnostisch en therapeutisch relevant

Het is noodzakelijk te weten hoe de *efferente* somatische en autonome innervatie werkt om te kunnen begrijpen *waar welk* symptoom optreedt. Door de hyperactiviteit in bepaalde ruggenmergssegmenten zullen deze efferente wegen immers geactiveerd kunnen worden en dit kan leiden tot waarneembare verschijnselen. Anderzijds kunnen efferente wegen naar ingewanden gericht beïnvloed worden door therapeutische stimulatie.

Er blijkt een aanzienlijk verschil te bestaan tussen de segmentale somatische en autonome innervatie. Dit houdt in dat een bepaald huidgebied (bijv. de nek) sensibel (d. w. z. somatisch) kan horen bij segment C3, maar sympathisch bij segment Th3! Omgekeerd betekent dit dat vanuit hetzelfde ruggenmergssegment Th1 enerzijds een huid- of spiergebied op de thorax of arm wordt geïnnerveerd, terwijl anderzijds vanuit datzelfde segment het gelaat inclusief pupil sympathisch wordt geïnnerveerd. De patiënten in fig. 6.3a en 6.3b zijn hier een duidelijk voorbeeld van: bij patiënt a is er een sympathische uitval in het aangezicht. Dit uit zich door het zogenaamde syndroom van Horner: nauwe pupil, ptosis (hangend ooglid) eventueel gecombineerd met opgeheven zweetsecretie. Daarnaast is er een parese en atrofie van de onderarm aan dezelfde zijde. Gemeenschappelijk is hier segment C8/Th1: de longtoptumor heeft hier kenne-

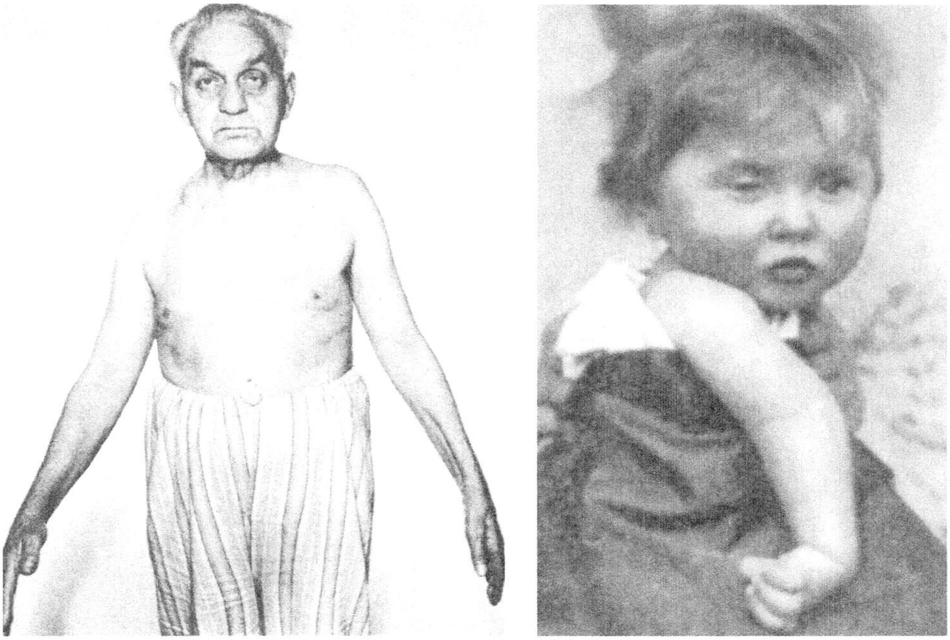

a b

Figuur 6.3 a en **b** Patiënten met het syndroom van Horner. **a** Een linkszijdig hornersyndroom (miosis en ptosis) gaat hier samen met pijn, doof gevoel en atrofie van de onderarm. Gemeenschappelijk aan deze symptomen is ruggenmergssegment C8/Th1 (Spillane 1982). **b** Kind met rechtszijdig hornersyndroom en plexusparese (Bing 1945). Deze kenmerkende combinaties van symptomen zijn terug te voeren op de verschillende anatomische ordening van somatische en sympathische innervatie.

lijk zowel sympathische als somatische vezels uit deze segmenten getroffen. Het kindje b heeft een (bij de geboorte opgelopen) plexusparese rechts, gecombineerd met een syndroom van Horner rechts. NB in deze beide gevallen is de combinatie van symptomen niet terug te voeren op een afwijking van een ruggenmergssegment maar op beschadiging van plexus en truncus sympathicus; deze voorbeelden laten echter wel goed het verschil in lokalisatie van somatische en sympathische symptomen zien.

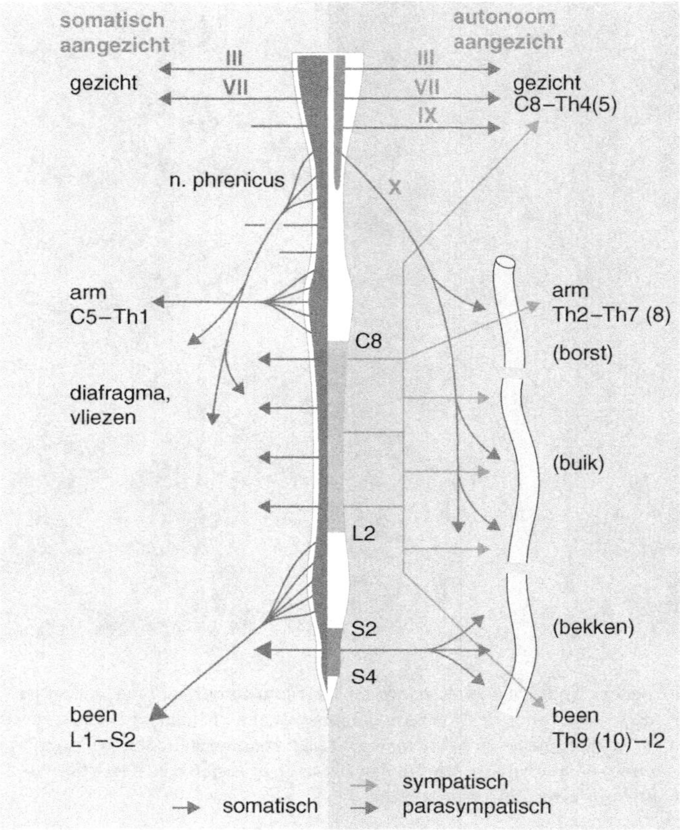

Figuur 6.4 Oorsprong van somatische en autonome innervatie. *Links*: somatisch (incl. n. phrenicus). *Rechts*: autonoom; sympathische oorsprong en parasympathische oorsprong. Let op de verschillen in autonome en somatische innervatie in aangezicht, arm en been.

Figuur 6.4 geeft een schematisch overzicht van de somatische en autonome innervatie:
- Vanuit een beperkt aantal segmenten (nl. C8/Th1 t/m L2) wordt het gehele lichaam, dus van top tot teen, sympathisch geïnnerveerd.
- Vanuit de hersenstam worden borst- en buikorganen parasympathisch geïnnerveerd.
- Vanuit de segmenten S2 t/m S4 worden de bekkeningewanden parasympathisch geïnnerveerd.
- Huid, skelet en spieren worden somatisch geïnnerveerd vanuit alle ruggenmergssegmenten.

Het volgende kan gelden als vuistregel:
- Het sympathische zenuwstelsel ontspringt tussen beide plexussen.
- Het parasympathische zenuwstelsel ontspringt boven de armplexus en onder de beenplexus.

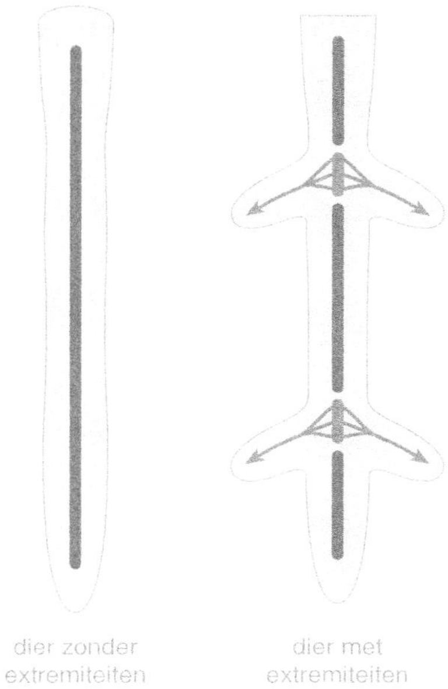

Figuur 6.5 Ontstaan van ledematen. De beide plexussen zijn later in de evolutie ontstaan en hebben het autonome zenuwstelsel in drie gedeelten gesplitst.

Het geheugensteuntje van fig. 6.5 **kan wellicht helpen. Het is alsof in de evolutie oorspronkelijk, toen het dier nog geen ledematen had, alleen een doorlopend autonoom zenuwstelsel bestond (linkerplaatje). Later ontstonden de ledematen die zich daar als het ware tussengeschoven hebben. De betreffend segmenten worden 'opgeofferd' aan het functioneren van de ledematen (rechterplaatje)**

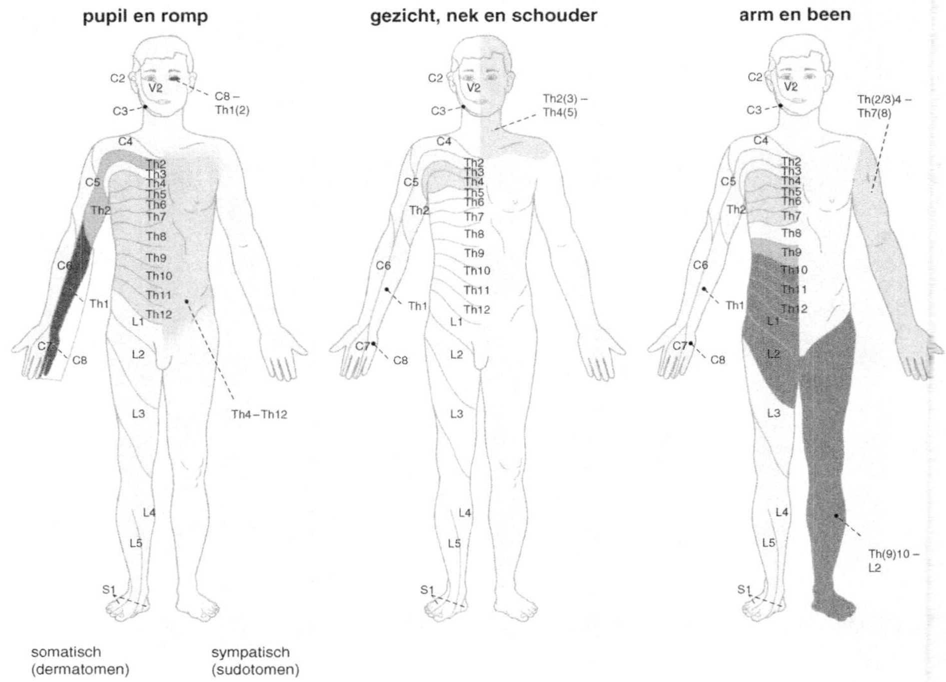

Figuur 6.6 Discrepantie tussen de somatische en sympathische innervatie, getoond aan de segmentale innervatie van de zweetkliertjes. Aan de rechterlichaamszijde (op de figuur links) is de somatische innervatie door de dermatomen aangegeven, aan de linkerlichaamszijde (op de figuur rechts) de sympathische segmentale innervatie aan de hand van de zweetsecretie (sudotomen)Links: sympathisch pupil, somatisch onderarm (C8/Th1)Midden: sympathisch gezicht, somatisch borst/rug (Th2 tot en met Th4/5)Rechts: sympathisch arm, somatisch romp (Th2,3,4 tot en met Th7,8) en sympathisch been, somatisch onderbuik/rug (Th9 tot en met L2). (Vrij naar Mumenthaler en Schliack 1977; Johnson en Spalding 1974)

Figuur 6.6 laat de discrepantie zien tussen de dermatomen en de innervatie van de zweetkliertjes (sudotomen). Tabel 6.1 geeft meer gedetailleerd de verschillen tussen somatische, sympathische en parasympathische innervatie.

Wat zien we op fig. 6.6?

Linkerplaatje: een somatisch symptoom aan de onderarm (bv pijn of hypertonie) kan samengaan met een wijde pupil (gemeenschappelijk segment C8/T1)

Middelste plaatje: een somatisch symptoom op de borst (bijv. pijn) kan samengaan met sympathische prikkelingsverschijnselen aan gezicht, nek en schouder (gemeenschappelijk T2 tot en met T4).

Rechterplaatje: somatische symptomen in lies of lage rug (pijn, spierspanning) kunnen samengaan met sympathische verschijnselen aan been en voet, bijvoorbeeld koude voeten door verminderde doorbloeding ten gevolge van vasoconstrictie.

Kortom: somatische en sympathische symptomen kunnen een zeer verschillende lokalisatie hebben.

In ► H. 8 wordt de innervatie per afzonderlijk orgaan besproken. Bij de interpretatie van innervatieschema's en -tabellen moet men altijd bedenken dat de gegevens niet te absoluut

Tabel 6.1 Verschillen tussen somatische, sympathische en parasympathische innervatie.

lichaamsdeel	somatisch	sympathisch	parasympathisch
pupil	–	C8, Th1(2)	n. III
aangezicht (traan/speekselklieren)	n. V en VII	Th2(3) t/m Th4(5)	n. VII, IX en X
hoofd (incl. hersenvliezen)	C2, C3	Th2(3) t/m Th4(5)	geen
arm	C5 t/m Th2	Th2(4) t/m Th7(8)	geen
been	L2 t/m S2	Th9(10) t/m L2	geen
borst- en buikingewanden	geen	C8/Th1 t/m L2	n. X
bekkeningewanden	geen	Th8 t/m L2	S2 t/m S4
rompwand, incl. rug	C1 t/m S5	Th4 t/m Th12	geen

moeten worden opgevat. Uit de dermatoomkaarten van ► H. 4 bleek reeds dat er grote verschillen kunnen bestaan.

Ook in fig. 6.6 is te zien dat de sympathische segmentale innervatie moeilijk precies kan worden aangegeven. Als men al kan spreken van een "sympathicotoom", moet men deze opvatten als grote lichaamsarealen die een zeer sterke onderlinge overlap hebben.

Reflexrelaties binnen één segment

Samenvatting

Somatisch en autonoom zenuwstelsel zijn eigenlijk niet te scheiden. Dit blijkt ook op het segmentale reflexniveau: viscero-somatische en somato-viscerale reflexen zijn een realiteit. Deze reflexen kunnen een belangrijke diagnostische en therapeutische betekenis hebben. Wetenschappelijk onderzoek naar deze reflexen is schaars. Viscero-somatische reflexen kunnen een betekenis hebben voor de vroegdiagnostiek, somato-viscerale reflexen kunnen een rol spelen bij stimulatietherapieën. Het is de vraag in hoeverre deze segmentale reflexen geïsoleerd geactiveerd kunnen worden; waarschijnlijk zijn steeds ook in zekere mate hersenprocessen betrokken.

7.1 Reflexinteractie tussen ingewanden en lichaamsoppervlak

Al eerder werd gesteld dat somatisch en autonoom zenuwstelsel functioneel eigenlijk niet te scheiden zijn. Dit komt onder meer tot uiting in de interactie tussen reflexen op segmentaal niveau. Over deze wisselwerking tussen somatisch en autonoom zenuwstelsel is in de leerboeken helaas niets te vinden. Naast de in ► H. 5 beschreven somatische en autonome reflexverbindingen kunnen de volgende drie categorieën onderscheiden worden (fig. 7.1):

1. *De toestand van ingewanden uit zich aan het lichaamsoppervlak (huid, onderhuids weefsel, spier enz.).* Het gaat hier om viscero-somatische en viscero-sympathische reflexen (wanneer het de huid betreft, kan men ook van viscero-cutane reflexen spreken). Ook het verschijnsel referred pain kan men tot deze categorie rekenen (hoewel dit verschijnsel in principe niet op reflexen berust). Deze verschijnselen hebben vooral een diagnostisch belang. Voorbeelden: linkszijdig wijde pupil bij hartaandoeningen, koude voeten bij aandoeningen van bekkenorganen, défense musculaire bij appendicitis, pijn en verhoogde spierspanning aan de rug bij ingewandsaandoeningen.
2. *Prikkeling van het lichaamsoppervlak heeft invloed op het functioneren van ingewanden.* Vormen van massage, acupunctuur, needling, manuele therapie, osteopathie, TENS (transcutane elektroneurostimulatie), enzovoort kunnen op deze wijze effect hebben. Het gaat hier om *somato-viscerale* reflexen (ook wel *somato-autonome,* of in het geval van de huid *cuto-viscerale* reflexen). Het is goed mogelijk dat sommige van generatie op generatie overgeleverde vormen van massage op dit soort reflexen berusten (bijv. wrijvingen om de spijsvertering van het kind te bevorderen). Het effect kan tot stand komen via sympathische of parasympathische vezels. Voorbeelden: invloed van TENS op maagcontracties en esofagussfincter (Camilleri et al. 1985; Chang et al. 1996), invloed van huidprikkeling op mictie, erectie door prikkeling van erogene zones. Het belang van deze interactiewegen is vooral *therapeutisch.*
3. *Prikkeling van het ene orgaan heeft invloed op het functioneren van het andere orgaan.* In principe betreft dit organen die tot hetzelfde segment behoren. Men noe*mt dit viscero-viscerale* reflexen of ook wel *orgaanreflexen.* Een beginnende aandoening van een orgaan (bijv. appendicitis) kan zich via deze reflexen uiten als een functiestoornis van een ander orgaan (bijv. een veranderd mictiepatroon). Via reflexketens worden andere organen als het ware meegesleurd in een gedwongen afwijkend functioneren. Deze laatste reflexen zijn vooral van belang omdat zij *diagnostische dwaalsporen* opleveren.

Men moet zich realiseren dat het definiëren of 'invoeren' van deze reflexwegen vooral noodzakelijk is geworden door de kunstmatige scheiding die is aangebracht tussen autonoom en somatisch zenuwstelsel. In werkelijkheid zijn deze stelsels nooit gescheiden geweest (Brooks 1983). Zoals gezegd, deze reflexen zijn een realiteit.

7.2 Links-rechts

In het bovenstaande is afgezien van een eventuele links-rechtsinteractie. De praktijk leert dat segmentale verschijnselen zich per orgaan aan een voorkeurszijde manifesteren, bijvoorbeeld het hart levert vooral verschijnselen aan de linkerkant, lever en galblaas meer aan de rechterkant. Dit is echter geen wet van Meden en Perzen: bij hartaandoeningen kunnen zeker ook verschijnselen aan de rechterzijde voorkomen. Bij de diagnose moet men dus voorzichtig zijn!

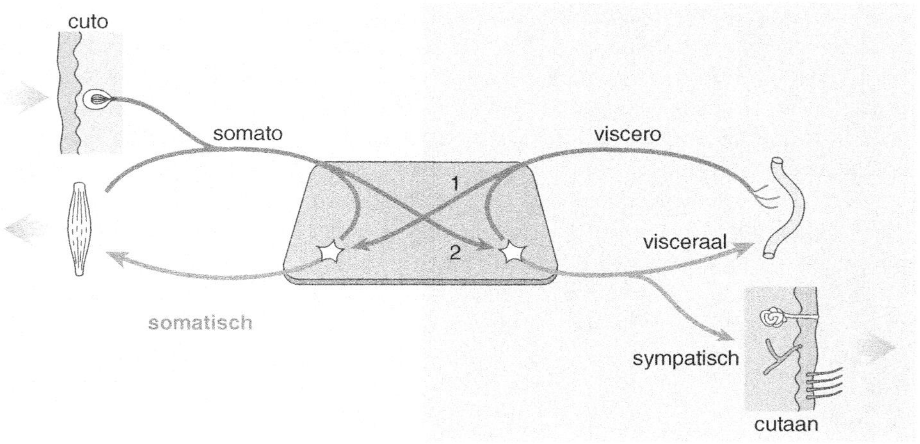

Figuur 7.1 Interactie tussen somatische en autonome reflexen. *1* Viscero-somatische weg. Prikkels uit ingewanden faciliteren motoneuronen van dwarsgestreepte spieren (hypertonie): diagnostisch belang. *2* Somato-viscerale weg. Prikkeling van het lichaamsoppervlak heeft invloed op de ingewanden: therapeutisch belang. Tevens is aangegeven de viscero-sympathische (of viscero-cutane) weg (invloed op vaso-, sudo- en pilomotoriek): diagnostisch belang.

Wat de therapeutische weg betreft, is er veel minder bekend. Het lijkt voor de hand te liggen dat ook hier voorkeurswegen bestaan: zou men het hart willen beïnvloeden, dan zou stimulatie aan de linkerlichaamszijde de voorkeur hebben, is lever of galblaas het doel, dan liever rechts stimuleren. Dit blijft echter speculatief en zou door nader onderzoek moeten worden vastgesteld. Bij TMD (temporomandibulaire disfunctie) blijkt vibratie ter plaatse van het kaakgewricht de pijn te kunnen verminderen. Bij dit onderzoek bleek dat vibratie aan de andere zijde even effectief was (Roy et al. 2003). Een solitaire maar misschien belangrijke bevinding: als dit waar is, kan men stimulatie (manueel, TENS, acupunctuur, needling etc.) ook aan de andere zijde geven. Dit kan een optie zijn bij pijnsyndromen waarbij het pijnlijke lichaamsdeel overgevoelig is voor stimulatie (allodynie, bijv. bij CRPS).

7.3 Wetenschap?

Is er evidentie voor deze reflexwegen? Er is erg weinig wetenschappelijk onderzoek beschikbaar. In de gerenommeerde neurowetenschappelijke tijdschriften is niets te vinden. Waarom? Is de kwaliteit van de studies beneden de maat, of is er gewoon geen belangstelling voor dit onderwerp? Dit laatste lijkt het meest waarschijnlijk. Bedenk dat in de neurowetenschap veel belangrijke thema's jarenlang verwaarloosd of genegeerd zijn: plasticiteit was voor 1980 geen optie, nieuwvorming van neuronen (neurogenese) was niet mogelijk, herstel na hersenbeschadiging een romantisch ideaal. Is dit ook het geval met de segmentale reflexwegen? Het schaarse neurofysiologische onderzoek wijst er duidelijk op dat op ruggenmergsniveau uitgebreide interactie kan plaatsvinden: segmentale reflexen zijn een realiteit. Sato et al. (diverse publicaties: 1987, 1995) deden onderzoek naar deze reflexwegen bij proefdieren die onder narcose gebracht waren. Prikkeling aan het lichaamsoppervlak bleek orgaanfunctie te kunnen beïnvloeden, en omgekeerd kon prikkeling van een orgaan veranderingen aan het lichaamsoppervlak veroorzaken. Bij deze experimenten zijn de hersenen echter uitgeschakeld. Daarom rijst de vraag of men deze bevindingen naar de mens kan extrapoleren: bij de wakkere mens zullen therapeutisch bedoelde prikkels ook de hersenen bereiken en bewust gevoeld worden. Hierdoor kunnen talrijke mechanismen in gang gezet worden, bijvoorbeeld afdalende pijnremmende systemen, placebo-effect. Segmentale wegen worden waarschijnlijk dus niet selectief geactiveerd, maar in combinatie met andere mechanismen (Camilleri et al. 1984; Pollard 2004) (zie ► H. 9). Maar de accenten kunnen verschillen. MacKenzie gaf al rond 1900 aan dat de segmentale reflexwegen vooral bij een beginnend ziekteproces een rol spelen. Dit werd later ook door Hansen en Schliack (1962) bevestigd. Wetenschappelijk onderzoek naar vroege symptomen bij orgaanaandoeningen zou hier nuttig kunnen zijn, maar ontbreekt helaas.

Door veel therapeuten (manueel, needling, osteopathie etc.) wordt geclaimd dat deze reflexwegen een rol spelen bij het tot stand komen van de therapie-effecten. Hoewel er veel praktische ervaring beschikbaar is, liggen hier toch twee belangrijke uitdagingen voor de wetenschap:

1. Kunnen de effecten hard gemaakt worden?
2. Zo ja, hoe komen de effecten tot stand?

Vooralsnog lijkt het verstandig voorzichtig te zijn.

Een relatief nieuw en belangrijk concept in de neurowetenschappen is *sensitisatie*. Bij een verwonding, ontsteking of aandoening van een orgaan worden de innerverende afferenten gevoeliger: *perifere sensitisatie*, het alarm wordt als het ware opgedraaid, de input naar het ruggenmerg neemt toe. Vervolgens worden ook achterhoornneuronen overgevoelig: *centrale sensitisatie*. Woolf (2010) geeft een goed overzicht van sensitisatie en legt een relatie met diverse pijnsyndromen. Ons pijnsysteem is dus plastisch. Deze plastische veranderingen kunnen binnen enkele minuten een feit zijn. Door deze sensitisatieprocessen zullen de beschreven segmentale reflexwegen meer kans krijgen. Alle reden om deze reflexwegen serieus te nemen.

7.4 Dwarslaesie

Bij een totale dwarslaesie zijn (na de spinale shockfase) alle reflexen onder het laesieniveau ontremd. Bovenbeschreven reflexwegen kunnen dan sterk uitgesproken zijn:

- Viscero-somatisch: een volle blaas kan zich uiten door een toename van de spasticiteit, een appendicitis kan massale reflexactiviteit veroorzaken.
- Somato-visceraal: een huidverwonding of decubitus kan autonome hyperreflexie veroorzaken: plotselinge bloeddrukverhoging door hartversnelling en vasoconstrictie. Stimulatie van sacrale huidgebieden kan de mictie in gang zetten (blaascontrole).

Het selectieve segmentale karakter van deze reflexen wordt echter overschaduwd door een sterke tendens tot longitudinale uitbreiding van de activatie in het ruggenmerg. Zodra de stimulatie een zekere grens overschrijdt, ontstaat een massale reflexactiviteit.

Segmentale diagnostiek

Samenvatting

Segmentale diagnostiek berust erop dat de toestand van interne organen zich weerspiegelt aan het lichaamsoppervlak. Het gaat om eenvoudig zichtbare en voelbare verschijnselen, die te verdelen zijn in drie categorieën: (1) pijn, (2) hypertonie, en (3) sympathische verschijnselen. Pijnzones volgen kenmerkende patronen per orgaan: zones van Head. Hypertone zones in spieren vormen een vroeg symptoom bij orgaanaandoeningen. Sympathische verschijnselen hebben vaak een andere lokalisatie dan spier- of huidzones. Het gaat om pupilgrootteverandering, vasomotore verschijnselen, zweetsecretie en pilomotoriek. Door toepassing van de *Seitenregel* en de *Segmentregel* komt men tot een zogenaamde segmentdiagnose. Bij de betreffende segmenten horen meestal meerdere organen: kandidaat-organen.

8.1 Inleiding

Bij segmentale diagnostiek maakt men gebruik van het feit dat prikkels uit de ingewanden zich op allerlei wijzen kunnen uiten aan het lichaamsoppervlak. Zo kunnen kleur, temperatuur, consistentie en gevoel van de huid een weerspiegeling zijn van de toestand van interne organen. Het principe van de segmentale diagnostiek is te vergelijken met het volgende voorbeeld. Veronderstel dat iemand te weten wil komen wat er zoal in een huis gaande is, zonder dit huis daadwerkelijk binnen te gaan. Hoe valt dit op te lossen? Men kan zoveel mogelijk zichtbare, hoorbare, voelbare en meetbare verschijnselen noteren die van buitenaf aan het huis zijn waar te nemen. Komt er bijvoorbeeld rook uit de schoorsteen, dan zou dit ermee kunnen samenhangen dat de mensen in het huis het koud hebben. Wanneer dit echter midden in de zomer gebeurt, zou de conclusie kunnen zijn dat er iets verbrand wordt. Kortom, een waargenomen verschijnsel heeft geen absolute betekenis, maar moet steeds in zijn context geïnterpreteerd worden. Om tot meer zekere uitspraken te komen over wat er in dat huis gaande is, zou men dit soort tekenen *systematisch* kunnen *registreren*:

- Hoe vaak worden er pakjes bezorgd? Hoe groot zijn deze? Welke vorm hebben ze?
- Het open- en dichtgaan van gordijnen, het aan- en uitgaan van lichten enzovoort.
- Het stroom-, water- en gasverbruik en de tijden waarop dit verbruik plaatsvindt enzovoort.
- Analyse van de samenstelling van rioolafvoer.
- Registratie van geluiden.

Door observatie van verschijnselen aan het menselijk lichaam kan men zo verrassend veel te weten komen over de toestand van het 'verborgene', de interne organen. Het waarnemen van één segmentaal teken heeft hierbij nauwelijks betekenis, het gaat vooral om de combinatie, het gehele beeld. Ook is het zelden mogelijk te concluderen dat er een afwijking in één bepaald *orgaan* voorkomt. Men kan slechts stellen dat kennelijk een of meer *segmenten* hyperactief zijn. Dit houdt in dat steeds verschillende organen in aanmerking komen. Men moet daarom spreken van *segmentdiagnose*. De orgaaninnervatie heeft immers een nogal grote onderlinge overlapping, zodat bij één segment steeds meer organen horen: kandidaat-organen, waarin zich een afwijking zou kunnen bevinden.

Bij het ontstaan van segmentale verschijnselen kunnen twee mogelijkheden worden onderscheiden.

1. *Interferentie.* Prikkels uit ingewanden *interfereren* met prikkels die vanuit andere lichaamsdelen in datzelfde segment binnenkomen, dat wil zeggen vezels uit de ingewanden (viscerotoom) en vezels uit huid of spier (dermatoom of myotoom) *convergeren* op hetzelfde ruggenmergssegment (◘ fig. 8.1) (zie o. a. Garrison et al. 1992; Foreman 1996). Dit is de gebruikelijke verklaring voor het fenomeen *referred pain*: de patiënt voelt pijn in spier- of huidgebieden die horen bij het overprikkelde segment. De hersenen interpreteren de aankomende impulsstroom 'verkeerd' en projecteren de gewaarwording pijn in het bijbehorende huid- of spiergebied, letterlijk dus eigenlijk "misplaatste" pijn. Men noemt dit de *convergentie-projectietheorie*, oorspronkelijk geformuleerd door Head (1893) en MacKenzie (1893 en 1907), later door meerdere auteurs bevestigd (Procacci en Maresca 1999; van Cranenburgh 2014). ◘ Figuur 8.2 toont de mogelijke projectiepatronen: referred pain ontstaat vooral bij prikkeling van diep gelegen structuren (ingewanden, bewegingsapparaat). Pijn is per definitie een subjectieve gewaarwording. Hiervoor zijn de hersenen noodzakelijk. Met nadruk zij gesteld dat het fenomeen referred pain niet op reflexen berust: er lopen geen impulsen naar de pijnlijke gebieden. Een zenuw- of plexusblokkade van de linkerarm kan de uitstralende pijn bij angina pectoris niet doen verdwijnen. Dit blijkt ook zonneklaar uit patiënten met angina pectoris die (om wat voor reden dan ook) een amputatie van de linkerarm ondergaan. De uitstralende pijn wordt nu bij een aanval in de linkerfantoomarm gevoeld!

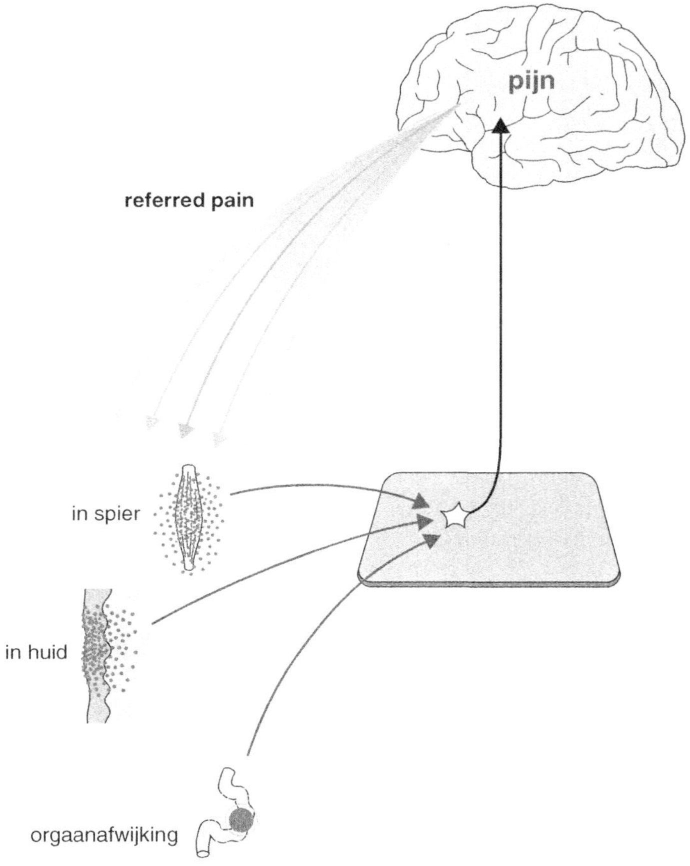

Figuur 8.1 Referred pain. Prikkels uit ingewanden en huid of spier convergeren ter plaatse van een ruggenmergssegment op een gemeenschappelijk opstijgend neuron. De ontstane pijngewaarwording (hersenen) wordt geprojecteerd op huid- of spiergebied (derma-, myotoom) dat segmentaal overeenkomt met de innervatie van het ingewand (convergentie-projectietheorie).

2. *Reflexen*. Zoals in ► H. 7 beschreven, kunnen prikkels uit de ingewanden via het ruggenmerg allerlei reflexen in gang zetten (fig. 8.3). Deze reflexen komen tot stand via:
   - motorische voorhoorncellen (alfa-motoneuronen): *viscero-somatische* of *viscero-motorische* reflexen. Zones van verhoogde spierspanning – hypertone zones – zijn hiervan het gevolg, bijvoorbeeld *hypertonie* van het onderste gedeelte van de m. pectoralis bij hartaandoeningen. Deze spierspanning is objectief waarneembaar en kan (maar hoeft niet) subjectief ervaren te worden;
   - sympathische zijhoorncellen: *viscero-sympathische* reflexen (ook wel viscero-*cutaan* omdat het effect vaak aan de huid waarneembaar is). Via de grensstreng en perifere zenuwen of bloedvatwand bereiken de efferente vezels de periferie en geven daar aanleiding tot allerlei sympathische verschijnselen (vaten, zweetkliertjes, haartjes, 'trofiek', pupil). Een voorbeeld is de wijde pupil bij hartaandoeningen. Deze verschijnselen zijn objectief waarneembaar en worden vaak ook subjectief ervaren (bijv. koude voeten).

Voor het tot stand komen van deze reflexen zijn de hersenen niet noodzakelijk, wel voor de eventuele subjectieve sensatie. Bij een dwarslaesie zijn deze reflexen onder het niveau van de laesie sterk ontremd (zie ► H. 7).

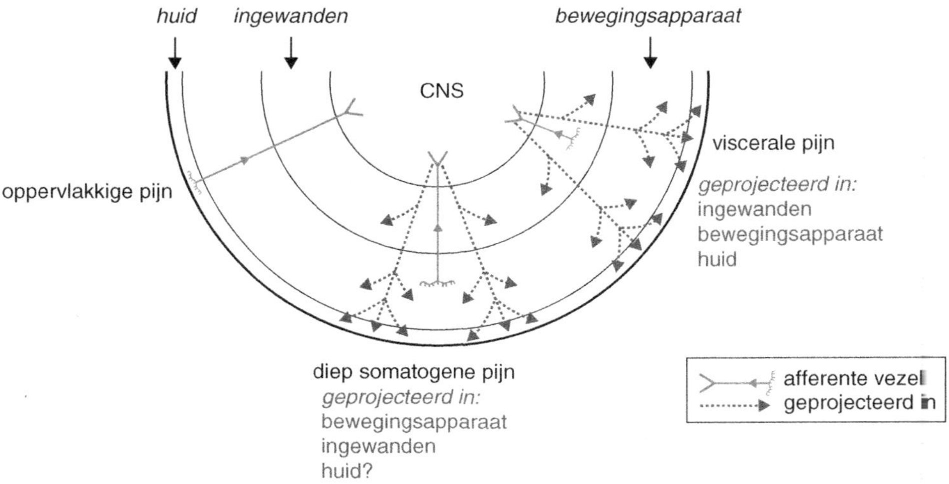

Figuur 8.2 Projectiepatronen bij referred pain. 'Misplaatste' pijn (referred pain) treedt vooral op bij prikkeling van diep gelegen structuren. De gestippelde lijnen geven de projectiepatronen aan.

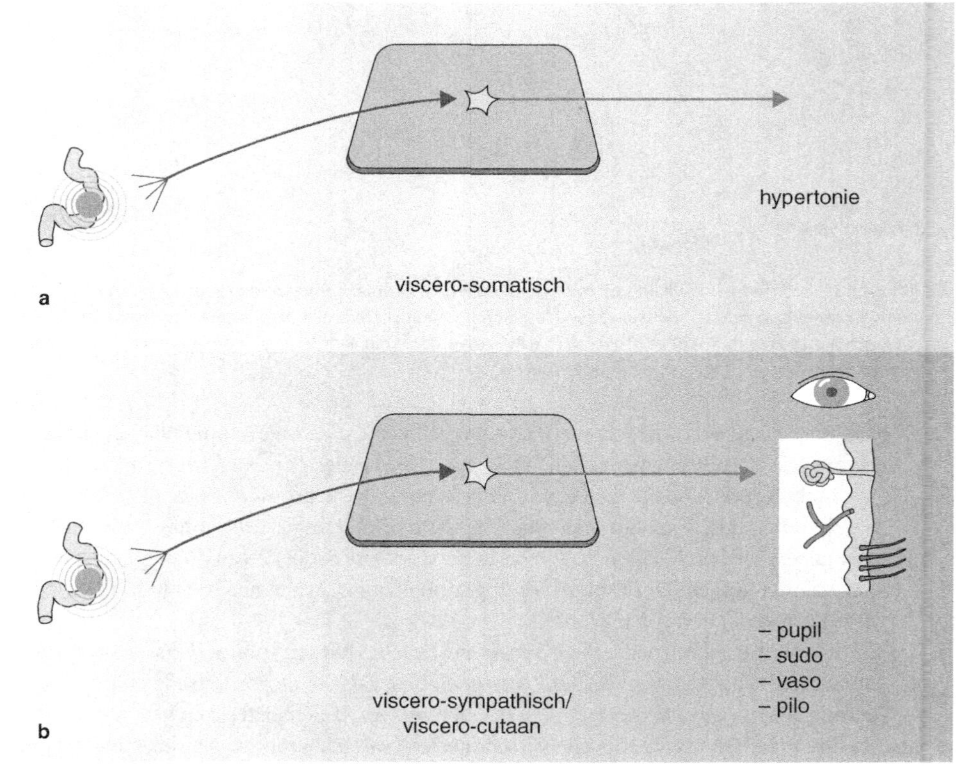

Figuur 8.3 Viscero-somatische en viscero-sympathische reflexen. **a** Viscero-somatische reflex. Door prikkels uit ingewanden ontstaat een zone van hypertonie in het bijbehorende myotoom. **b** Viscero-sympathische (viscero-cutane) reflex. Door prikkels uit ingewanden worden sympathische zijhoorncellen geactiveerd. In de bijbehorende lichaamsdelen ontstaan sympathische verschijnselen (pupilverwijding, versterkte zweetsecretie, vasoconstrictie en pilo-erectie).

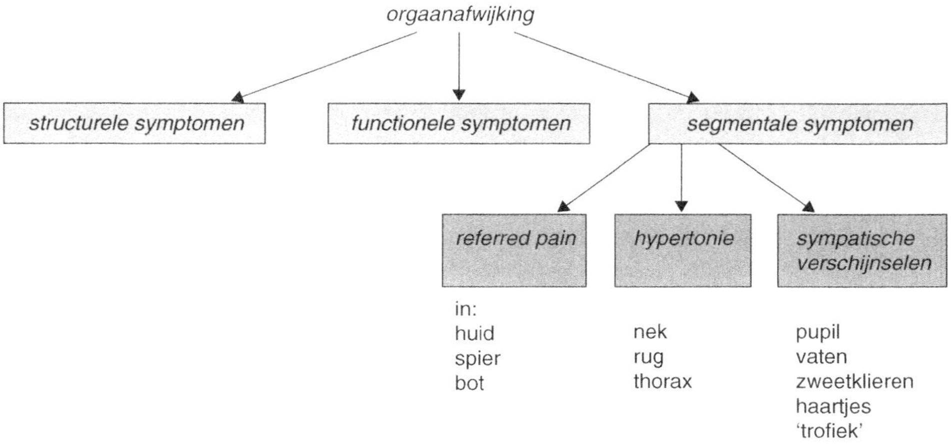

Figuur 8.4 Indeling van symptomen bij een orgaanafwijking.

Zoals gezegd, referred pain berust in principe niet op reflexen. De oorspronkelijke aanduiding 'reflexsymptomen' van MacKenzie is daarom misleidend en moet eigenlijk opgevat worden in de zin van 'reflectie', weerspiegeling. Om verwarring te voorkomen is het wellicht beter te spreken van *segmentale symptomen.*

Op grond van de hierboven beschreven ontstaanswijze komt men tot een indeling van segmentale symptomen in *drie categorieën*:

1. *referred pain* en aanverwante verschijnselen zoals hyperalgesie en tintelingen (referred sensations);
2. *hypertonie;*
3. *sympathische verschijnselen.*

Het is goed deze segmentale symptomen steeds te beschouwen binnen het geheel van klinische symptomen zoals MacKenzie dat aangaf (fig. 8.4).

In de volgende paragrafen komen de drie categorieën segmentale symptomen afzonderlijk aan de orde.

8.2 Pijn

8.2.1 De complexiteit van viscerale pijn

In 1995 verscheen het boek *Pain and suffering* van William Livingston, een belangrijke pionier in het denken over pijn. Geschreven in 1966, maar tot dan toe onontdekt. Het is een verzameling uiterst leerzame verhandelingen over onder andere viscerale pijn. Livingston verbaast zich over allerlei merkwaardige fenomenen rond viscerale gevoeligheid en pijn. Tijdens een buikoperatie kan men een stuk darm doorsnijden zonder dat de (wakkere) patiënt daar iets van voelt. Aan de andere kant kan pijn bij een ingewandsstoornis (acute buik) een allesoverheersend symptoom zijn. Viscerale pijn kan zijn oorsprong hebben in organen van thorax, buik en bekken. De vraag is nu of men door een analyse van de precieze aard en plaats van de pijn kan vaststellen welk orgaan gestoord is. In een publicatie van de IASP (International Association for the Study of Pain) blijkt ook nog eens hoe ingewikkeld viscerale pijn is (Gebhart 1995). Ook

Jänig (2014) beschrijft in een recent overzichtsartikel de complexiteit van viscerale pijn. In het informatieve boekje *Visceral Pain* benadrukt Giamberardino (2009) het frequente voorkomen van onbegrepen viscerale pijnen (o. a. buikpijn) en beschrijft de verschillende vormen van viscerale pijn, *referred pain* en hyperalgesie. Pijn ten gevolge van een ingewandsstoornis kan, op grond van fysiologische criteria, uit meer componenten zijn opgebouwd. Ruch (1979) geeft een indeling in viscerale en quasiviscerale pijn (zie ook Schiffter 1985). De beschrijving in drie componenten hierna is op deze indeling gebaseerd.

1. *Viscerale pijn* heeft zijn oorsprong in de ingewanden zelf.
   - *Unreferred visceral pain*, ook wel *splanchnische* pijn (waaronder de bekende buikpijn), is een diffuse, diep gelokaliseerde pijn in en rond het gestoorde orgaan. Het is vaak moeilijk de precieze plaats van deze pijn aan te geven. Door de grote overlap van innervatie kunnen verschillende organen hetzelfde pijnpatroon geven. Deze pijn gaat vaak gepaard met heftige emotionele reacties en talrijke autonome verschijnselen (flauwvallen, hartkloppingen etc.). Er kan een *viscerale hyperalgesie* bestaan, dat wil zeggen dat de normale functie van het orgaan met pijn gepaard gaat: passage van voedsel, vulling van de blaas.
   - *Referred visceral pain* is het gevolg van prikkels die in het orgaan ontstaan en via afferenten het ruggenmerg bereiken. De pijn wordt gevoeld aan het lichaamsoppervlak in de dermatomen en/of myotomen die overeenkomen met de hyperactieve ruggenmergssegmenten. Deze pijn heeft een ander karakter dan de viscerale pijn: is meer precies gelokaliseerd, lijkt meer op herkenbare pijn door weefselschade en is niet zo sterk emotioneel gekleurd. De pijn aan de thoraxwand en linker ulnaire onderarm bij angina pectoris is hiervan een voorbeeld.
2. *Quasiviscerale pijn* is pijn die zijn oorsprong niet in het ingewand zelf heeft, maar die ontstaat door prikkeling van vliezen of lichaamswand (pariëtaal).
   - *Unreferred parietal pain*: de pijn wordt gevoeld in de lichaamswand op de plaats van prikkeling.
   - *Referred parietal pain*: prikkeling van de randen van het diafragma (innervatie door intercostale zenuwen) wordt geprojecteerd op zones aan de rompwand (corresponderende derma- of myotomen). Prikkeling van het centrale gedeelte van het diafragma, van het pericard en van het peritoneum wordt via de n. phrenicus geprojecteerd naar schouder en nek (segmenten C2, C3 en C4).
3. *Secundaire oorzaken*. Via reflexen kunnen hypertone zones ontstaan: de gespannen spieren kunnen dan weer pijnlijk worden. Sympathische reflexen kunnen via vasoconstrictie ischemie veroorzaken. Ook dit kan als pijn gevoeld worden.

De pijn bij een ingewandsstoornis kan dus een *complex aan lokalisaties* bezitten, dat wordt bepaald door de afferente innervatie en de geprikkelde structuren. Het diffuse karakter van viscerale pijn heeft ermee te maken dat de ingewanden, vergeleken met huid of bewegingsapparaat, een veel geringere innervatiedichtheid hebben. Bovendien vertakken de viscero-afferente vezels zich zeer sterk in het ruggenmerg. Behalve *referred pain* kunnen ook andere sensibele symptomen een segmentale weerspiegeling vormen van een orgaanafwijking. We vermeldden reeds eerder dat naast 'spontaan' aanwezige pijn, de ingewanden ook overgevoelig kunnen worden (viscerale hyperalgesie), waardoor de normale functie pijnlijk wordt. Dit fenomeen kan door meerdere factoren verklaard: zogenaamde *silent receptors* in het orgaan worden geactiveerd, de innerverende viscero-afferente vezels sensitiseren, alsook de ontvangende neuronen in de achterhoorn van het ruggenmerg (perifere en centrale sensitisatie).

8.2.2 Referred pain

Met *referred pain* bedoelt men in principe spontane pijn. Daarnaast kunnen de betreffende huidgebieden overgevoelig voor prikkels worden: *hyperalgetische* zones. In het extreme geval kan zelfs *allodynie* ontstaan (normaal niet-pijnlijke prikkels worden als pijnlijk onaangenaam waargenomen). De patiënt kan ook tintelingen waarnemen of aangeven dat huidgebieden 'anders aanvoelen'. De pijn of hyperalgesie is gelokaliseerd in het dermatoom of myotoom dat overeenkomt met het hyperactieve segment, dat wil zeggen dat zowel huidgebieden als delen van spieren overgevoelig kunnen worden als manifestatie van een orgaanaandoening. Henry Head, rond 1900 een van de grondleggers van de neurologie, beschreef vooral de huidzones, die daarom ook naar hem genoemd zijn: *zones van Head*. Wat de lokalisatie en uitgebreidheid van deze zones betreft, kan het volgende gesteld worden:

- De zone 'klopt niet' met een perifeer zenuwgebied.
- De zone ligt wél binnen het dermatoom. Het gehele dermatoom kan pijnlijk respectievelijk hyperalgetisch zijn, maar het is ook mogelijk dat er een of meer sterk overgevoelige centra binnen zo'n dermatoom liggen; men spreekt dan van *maximaal-zones* (◘ fig. 8.6).
- Door een longitudinale uitbreiding van de activiteit in het ruggenmerg kan de discrete lokalisatie verloren gaan; grote huidgebieden, zelfs een gehele lichaamshelft, kunnen pijnlijk worden. Ook kan de pijn aan de andere lichaamszijde 'gespiegeld' worden of geheel dubbelzijdig worden. Dergelijke uitbreidingspatronen ziet men soms bij CRPS (complex regionaal pijnsyndroom, voorheen sympathische reflexdystrofie).

◘ Figuur 8.5a t/m d laten enkele zones van Head zien, zoals ze door verschillende auteurs worden beschreven: verschil van mening of onzorgvuldigheid?
a en **b**: de zones worden alleen aan de voorzijde getoond. Dat houdt natuurlijk het risico in dat men gaat denken dat zones van Head alleen aan de voorzijde van het lichaam voorkomen. De verschillen in aangegeven gebieden zijn groot, bijvoorbeeld in het geval van oesofagus, maag, hart en nieren.
c en **d**: zones zijn aan voor- en achterzijde aangegeven. Zones van rugpijn kunnen dus te maken hebben met aandoeningen van interne organen. De gebieden zijn echter nogal verschillend aangegeven, bijvoorbeeld in het geval van maag en nieren.

Nader onderzoek leert dat al deze illustraties ergens in de verte hun oorsprong hebben in kaarten van Head, die echter door wisselende en onzorgvuldige reproductie misvormd zijn (Henke en Beissner 2011). Zones van referred pain worden meestal aan de ventrale lichaamszijde beschreven en afgebeeld. Men moet zich echter realiseren dat referred pain ook aan de achterzijde geprojecteerd kan worden (in het dermatoomgedeelte dat door de dorsale tak van de spinale zenuw verzorgd wordt); ook hoofdpijn, nekpijn of rugpijn kan als referred pain geduid worden (◘ fig. 8.7 en 8.8).

Sensitisatie van achterhoornneuronen verklaart dat een normale, relatief geringe prikkelstroom vanuit de periferie al tot activatie kan leiden. Dit maakt begrijpelijk dat een verdoving van pijnlijke huidgebieden (bijv. met procaïne) soms een vermindering of opheffing van de pijn tot gevolg heeft. Blijkbaar worden prikkels uit het gestoorde ingewand en prikkels uit het normale huidgebied op achterhoornniveau 'opgeteld' (*summatie*). Samen leiden deze prikkels tot een intensieve prikkelstroom naar de hersenen, die daar als pijn wordt geïnterpreteerd. Wanneer één component van deze prikkelstroom wegvalt, bijvoorbeeld het aandeel van de huidprikkels, vermindert of verdwijnt de pijn. Een therapie op een 'verkeerde' plaats kan dus effectief zijn! In andere gevallen is de prikkelstroom uit het gestoorde orgaan echter zo groot, dat

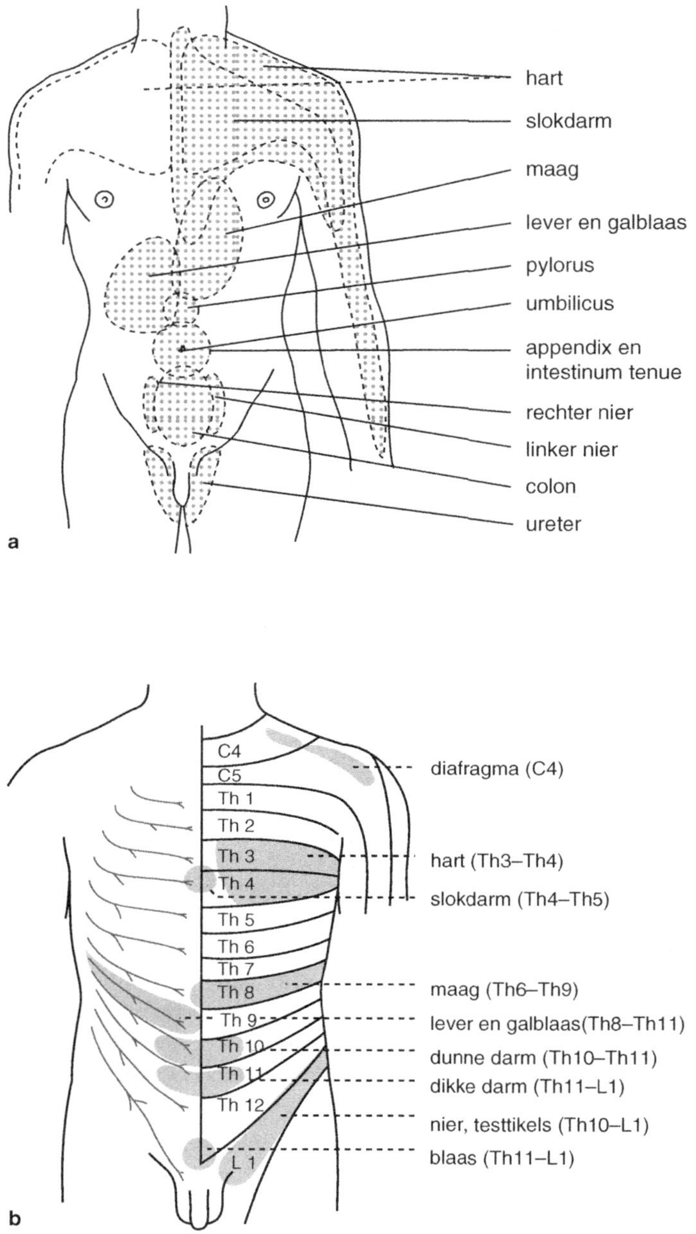

Figuur 8.5 Zones van Head volgens vier auteurs. **a** Uit het fysiologieboek van Guyton (1971). **b** Uit het neurologieboek van Duus (2001). **c** Wikipedia. **d** ► www.medizininfo.de. Men is het kennelijk niet eens over de precieze omvang en ligging van de zones.

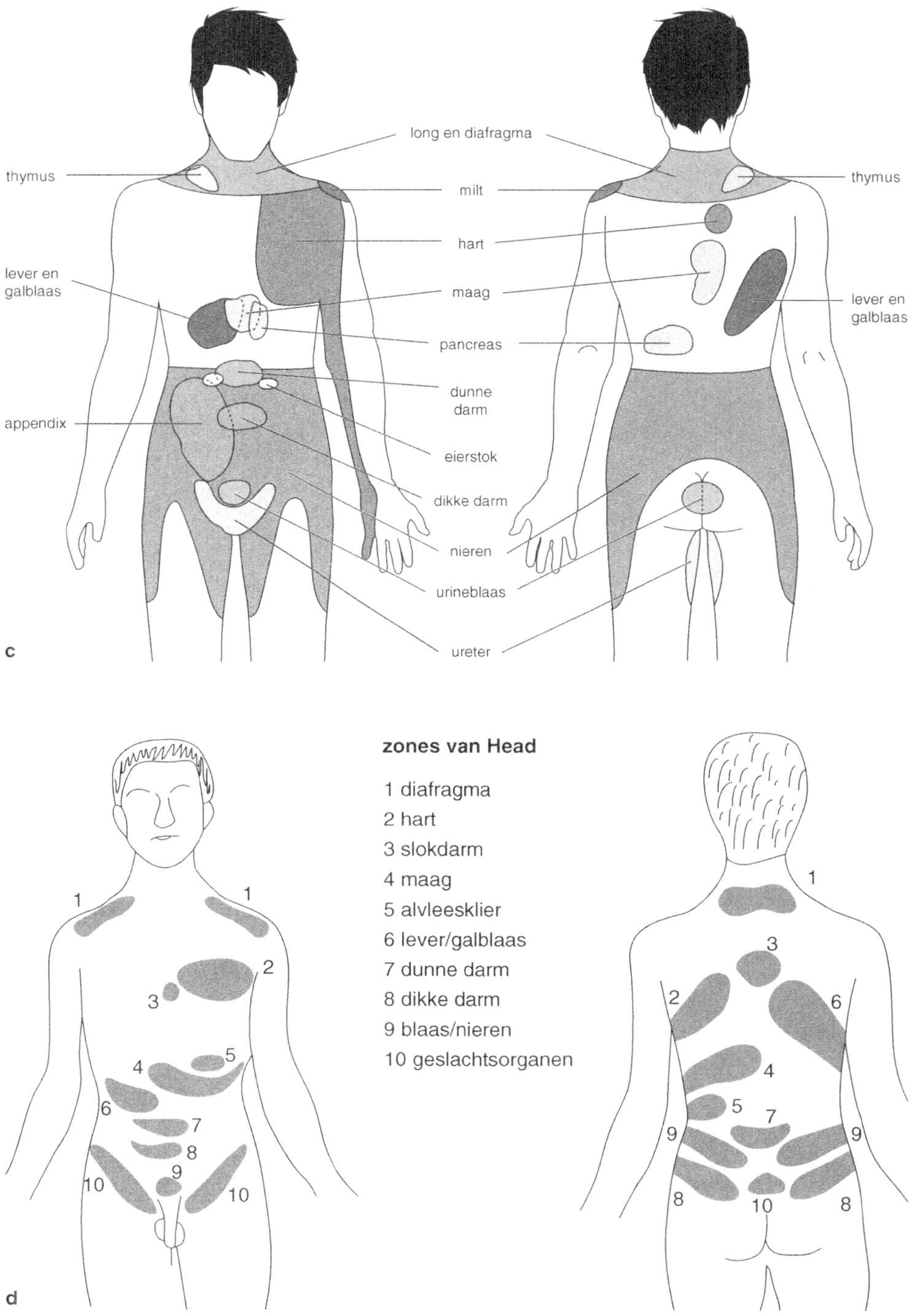

Figuur 8.5 Vervolg

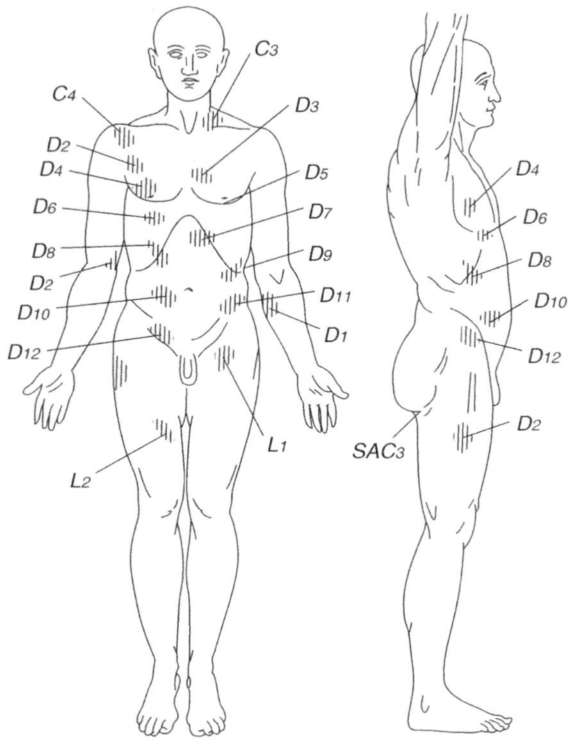

Figuur 8.6 Maximalzones volgens Head. (Bij ingewandsaandoeningen kunnen binnen het corresponderende dermatoom zones van maximale overgevoeligheid ontstaan).

deze op zichzelf al voldoende is voor het ontstaan van pijn; een verdoving van het huidgebied heeft dan veel minder effect. Het wisselende effect van lokale anesthesie kan hierdoor wellicht verklaard worden. Wong en Mayer (2006) prikkelden het colon op diverse plaatsen via een ingebrachte oppompbare ballon. Zij lieten zien dat de referred pain-patronen bij mensen met prikkelbaar darmsyndroom (IBS: *irritable colon syndrome*) veel uitgebreider waren dan bij gezonde mensen: zones op buikwand en rug. Ook hier spelen waarschijnlijk perifere en centrale sensitisatieprocessen een rol.

Referred pain is een *subjectief* fenomeen: de patiënt voelt de pijn en zegt hoe en waar. Een zone van Head is dus in principe *niet zichtbaar*! Om iets te weten te komen over deze pijn zal men aan de patiënt moeten vragen de aard en plaats van de pijn zo nauwkeurig mogelijk te beschrijven. Bij de analyse van segmentale verschijnselen is een zorgvuldig afgenomen pijnanamnese dan ook van groot belang. Ook bij het opsporen van overgevoelige zones door middel van het sensibiliteitsonderzoek zijn een goede uitleg aan en een juiste instructie van de patiënt, alsook veel geduld van de onderzoeker, noodzakelijk.

Als gevolg van de eerdergenoemde anatomische verschuivingen tijdens de embryonale ontwikkeling kunnen bizarre en quasi-onlogische lokalisaties van de pijn ontstaan. De niet-wetende onderzoeker, maar ook de patiënt, kan hierdoor op een dwaalspoor worden gebracht. Een pijnlijke frozen shoulder kan het gevolg zijn van een lever- of galblaasaandoening (rechts) of van een hartafwijking (links). Wanneer men systematisch de verschillende mogelijkheden nagaat, komen nog veel meer lokalisaties van de pijn in aanmerking. In het geval van de hartafwijking (coronaire ischemie) werd in ► fig. 6.2 reeds aangegeven dat talrijke segmenten geprikkeld kunnen worden: de hersenstam, C2, C3 en C4 en Th1 tot en met Th5. Afgezien van de unreferred pain (de splanchnische pijn en de directe pariëtale pijn) kan referred pain daarom – theoretisch – op de volgende plaatsen voorkomen:

- aangezicht (projectie via n. vagus op hersenstam);
- hals, onderkaak, nek en achterhoofd (C2 en C3);
- linkerschouder (C4);
- aan de rug, tussen de schouderbladen
- sternum en enkele intercostale ruimten of ribben;
- linker ulnaire onderarm.

Dergelijke ingewikkelde pijnpatronen komen niet alleen bij hartafwijkingen voor, maar kunnen in principe bij iedere orgaanstoornis ontstaan. Al eerder werd gesteld dat ook pijn in het bijbehorende myotoom kan ontstaan. Deze spierzones zijn vooral door MacKenzie beschreven en gaan vaak samen met een lokaal verhoogde spiertonus (hypertone zones, zie verder ► paragraaf 8.3.). Vaak betreft het een nauwkeurig omschreven plek in de spier, die vooral bij druk bijzonder pijnlijk is. Allerlei drukpunten die binnen de chirurgische praktijk bekend zijn (punt van MacBurney, punt van Boas enz.), zijn in feite hyperalgetische spierzones. Dat het eigenlijk segmentale verschijnselen zijn, is men in de huidige praktijk vrijwel vergeten. In ieder geval goed om te beseffen dat pijn of een pijnlijke zone in een spier zijn oorsprong kan hebben in een ingewandsaandoening.

8.2.3 Rugpijn als referred pain?

We benadrukten herhaaldelijk dat referred pain ook aan de rug kan voorkomen. Sommige kaarten van de zones van Head geven dit ook duidelijk aan: tussen de schouderbladen bij aandoeningen van het hart, laag in de rug bij aandoeningen van bekkenorganen. Bajaj et al. (2002) registreerden rugpijnpatronen bij de baring en menstruatie en konden experimenteel rugpijn opwekken door rek van de cervix (via ballon). De klinische voorbeelden van Hansen en Schliack aan het einde van dit hoofdstuk tonen ook duidelijk dat rugpijn voorkomt bij aandoeningen van interne organen. In de 'officiële' medische leerboeken wordt deze mogelijkheid als oorzaak van rugpijn niet of nauwelijks genoemd. Bewust of blinde vlek? Gezien de hoge frequentie van rugpijn is dit echter wel iets om rekening mee te houden.

8.2.4 Hoofdpijn als referred pain

Een bijzondere plaats binnen de segmentale verschijnselen vormen de zones van *hoofdpijn* en *aangezichtspijn* die bij orgaanstoornissen kunnen voorkomen. Deze zones zijn oorspronkelijk door Head beschreven: zones van Head aan het hoofd! Het bestaan en de betekenis van deze hoofdpijnzones is sindsdien nooit meer systematisch onderzocht. Omdat hoofdpijn zo vaak en in zoveel verschillende vormen voorkomt, zou een onderzoek naar de praktische betekenis goed uitvoerbaar zijn en wellicht nuttige informatie kunnen opleveren. Over de verklaring van de zones van Head aan het hoofd is men het niet eens. Wanneer men aanneemt dat hoofdpijn kan ontstaan door segmentale interactie, kan men stellen dat iedere afferente projectie

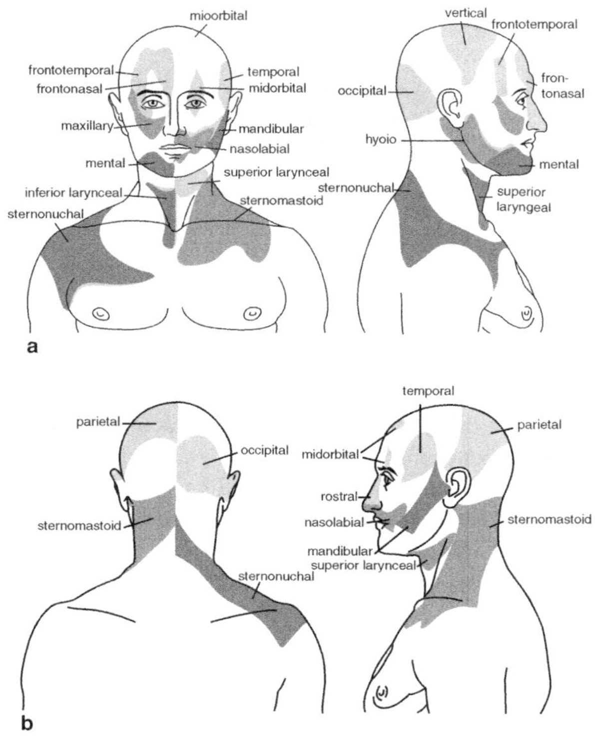

Figuur 8.7 Pijnzones van Head aan hoofd, hals en aangezicht (in: Hansen en Schliack 1962).

op de hersenstam en/of C2/C3 (d.w.z. aangezicht en/of achterhoofd) *referred* hoofdpijn kan opleveren. Omdat de trigeminuskern (sensibiliteit gelaat) en de vaguskern (afferenten uit ingewanden) beide zeer langgerekt zijn en zich uitstrekken tot segment C3, bestaat er een theoretische mogelijkheid voor het ontstaan van interacties: de hersenen 'verwarren' impulsen die uit de n. vagus of n. phrenicus komen met activiteit uit de n. trigeminus en de wortels C2 en C3. Dat veel verschillende lokalisaties van hoofdpijn mogelijk zijn, wordt dan onder andere verklaard door de topografische organisatie binnen de cervicale segmenten en trigeminuskern. Fig. 8.8 toont de verticale ordening van de spinale trigeminuskern: niveaus van onder naar boven (nr. 5 t/m 1) corresponderen met concentrische ringen in het gelaat (nr. 5 t/m 1). Activatie van een bepaald niveau in deze trigeminuskern is daarmee gerelateerd aan een gelokaliseerde pijnzone in het gelaat. Een proces dat van onder naar boven groeit, geeft aanvankelijk sensibiliteitsuitval lateraal in het gelaat (**a**). In een later stadium geraken ook de mediale gelaatsdelen aangedaan (**b**).

Een geheel andere verklaring voor deze hoofdpijnzones is de veranderde sympathische activiteit. De sympathische innervatie van hoofd en aangezicht is afkomstig uit de segmenten C8 tot en met Th4(Th5). Alle viscerale activiteit die in deze segmenten terechtkomt, kan dus – via de eerdergenoemde viscero-sympathische reflexen – sympathische veranderingen aan het hoofd geven. Men kan hierbij denken aan zones van vasoconstrictie waardoor via ischemie pijn ontstaat.

Tabel 8.1 geeft de oorspronkelijk door Head aangegeven relaties tussen hoofdpijnzones en ingewandsstoornissen.

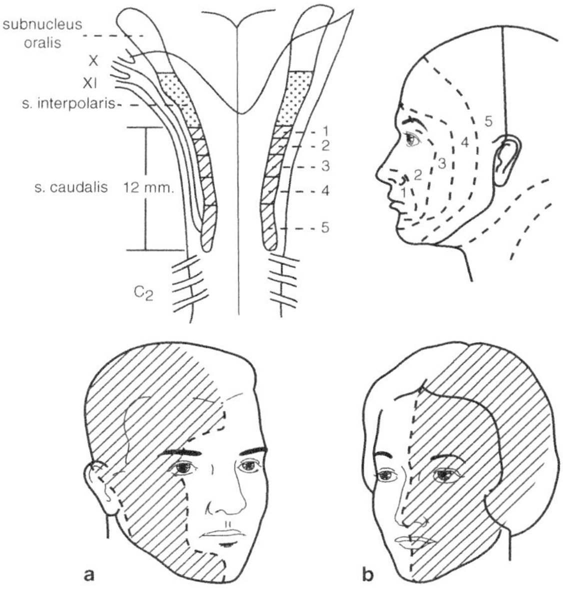

■ **Figuur 8.8** Verticale ordening in de spinale trigeminuskern. Niveaus in de trigeminuskern corresponderen met concentrische zones in het gelaat.

■ **Tabel 8.1** Pijnzones aan hoofd en hals (Head, in: Hansen en Schliack 1962).

hoofdpijnzone	hart	atria	longen	maag	darmen	lever	galblaas	testis	ovarium
rostraal	x	–	(x)	?	–	–	–	–	–
fronto-nasaal	x	–	x	x	–	x	–	–	–
midden-orbitaal	x	–	x	x	–	x	–	–	–
fronto-temporaal	x	x	x	?	–	–	–	–	–
temporaal	–	x	x	x	?	x	x	–	–
verticaal	–	x	x	x	x	x	x	–	–
pariëtaal	–	x	x	x	x	x	–	–	–
occipitaal	–	–	–	–	x	x	–	x	x

8.2.5 Pijn in het bewegingsapparaat

In de praktijk spreekt men vaak van 'pijn aan het bewegingsapparaat'. Het is echter niet altijd even duidelijk wat daar precies mee bedoeld wordt: wordt de pijn gevoeld in een structuur van het bewegingsapparaat, bijvoorbeeld een spier of gewricht? Of bedoelt men dat de pijnbron in het bewegingsapparaat zit? In feite komt beide voor.

We zagen eerder dat aandoeningen van ingewanden referred pain in spieren kan geven: de bron zit in het orgaan, de pijn wordt in een spier gevoeld. Reeds eerder werd echter aangegeven (■ fig. 8.2) dat referred pain ook kan optreden bij afwijkingen van spieren of botten zelf: dan zit de bron in het bewegingsapparaat (spier, fascie, band, kapsel of bot). De experimenten van Lewis en Kellgren (1939) zijn wat dit betreft nog steeds uniek. Zij injecteerden hypertoon

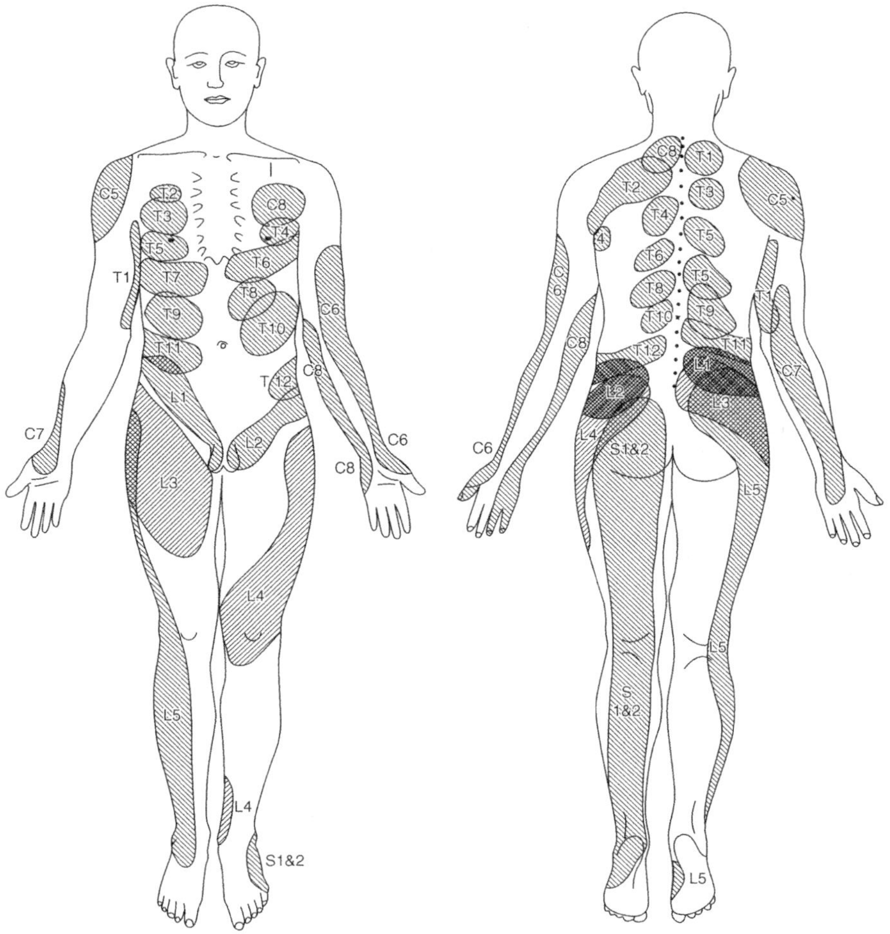

Figuur 8.9 Referred pain door prikkeling van spieren en ligamenten. Door diepe injecties met hypertoon zout naast de wervelkolom konden zones van pijn worden opgewekt op ver verwijderde plaatsen (Lewis en Kellgren 1939, in: Chusid 1979.

zout in spieren en ligamenten en stelden vast dat bij oppervlakkige injecties pijn ontstond ter plaatse van de injectie, maar bij prikkeling van dieper gelegen structuren (bijv. naast de wervelkolom) ontstonden ook op andere plaatsen pijnzones (o.a. ventraal). Vooral bij diepe prikkelbronnen raakt het brein blijkbaar in verwarring (fig. 8.2)! Figuur 8.9 laat de lokalisatie van deze zones zien. Ook afwijkingen van diepe botstructuren kunnen referred pain op ver verwijderde plaatsen opleveren. Hierbij is van belang dat de sclerotomen in de ledematen meer langgerekt verlopen dan de dermatomen (Ruch 1979). Zo is het bekken opgebouwd uit delen van sclerotomen L5 tot en met S2, terwijl dezelfde sclerotomen ook aan de voet voorkomen (► fig. 4.17a t/m d). Dit verklaart mogelijk dat afwijkingen aan bekken of heupgewricht met meer distale pijn in het been gepaard kunnen gaan. Het praktische belang hiervan is dat een aandoening/afwijking van een diepe structuur in het bewegingsapparaat, zoals bijvoorbeeld bij het myofasciale pijnsyndroom, gepaard kan gaan met 'verkeerd' gelokaliseerde pijn. Een diagnostische valkuil. Pijn door afwijkingen in spieren, gewrichten, ligamenten of botten vormt een apart onderwerp dat buiten het kader van dit boek valt (zie o. a. Travell en Simons 1998).

8.3 Spierspanning

Zones van spierspanning – hypertone zones – ontstaan onder invloed van (viscero-somatische) reflexen en vormen voor de onderzoeker een min of meer objectief vaststelbaar fenomeen, in tegenstelling tot referred pain. Van groot belang is dat een ingewandsstoornis zich al in een zeer vroeg stadium kan uiten door een discrete zone van hypertonie. Dit werd rond 1900 al door MacKenzie benadrukt en in 1962 door de studies van Hansen en Schliack bevestigd. De zones zijn aanvankelijk zuiver *segmentaal*, dat wil zeggen dat ze gelokaliseerd zijn in een bepaald myotoom, aan de voorzijde (buik/thoraxwand) of achterzijde (rug). In een later stadium van het ziekteproces, wanneer ook duidelijke structurele en/of functionele symptomen aanwezig zijn, treedt een *generalisatie* op van de hypertonie. In dat geval is nauwelijks meer een segmentale conclusie mogelijk. Bekende voorbeelden hiervan zijn:

- Défense musculaire: een gegeneraliseerde contractie van de buikspieren onder invloed van peritoneale prikkeling.
- Nekstijfheid en hypertonie van de rugspieren bij meningitis.

Binnen het kader van de segmentale diagnostiek zijn vooral vroeg optredende hypertone zones van belang. Om deze te kunnen waarnemen is een speciale palpatietechniek noodzakelijk. Hansen en Schliack (1962) beschrijven de volgende palpatiemethoden.

- *Tastpalpatie*: het betasten van de oppervlakkige laag met de vingertoppen. Dit geeft vooral informatie over de spanning van de huid en de onderhuid.
- *Drukpalpatie*: hierbij drukt men dieper door en voelt dan een weerstand ten gevolge van spierspanning.
- *Stootpalpatie*: geeft men een wat hardere stoot, dan ontstaat een reflexafweerspanning (die dus in rust niet aanwezig hoeft te zijn). Deze berust op opwekking van reflexen via hyperactieve ruggenmergssegmenten (het gaat hier in feite om *rek*reflexen). Dit verschijnsel is zeer duidelijk bij de défense musculaire.
- *Tippercussie*: wanneer men goed luistert, blijkt de percussietoon te veranderen onder invloed van de spierspanning. Hierbij let men vooral op die componenten van de percussietoon die te maken hebben met de lichaams*wand*. Uiteraard vereist dit enige oefening.

Verhoogde spierspanning kan ook subjectief voelbaar zijn; meestal is de hypertone spierzone ook spontaan pijnlijk of overgevoelig (bijv. bij druk) (sensitisatie). Behalve de eerder besproken referred pain in de spier kan hier ook een rol spelen dat de voortdurende contractietoestand ischemie van de spier veroorzaakt. De eventuele pijn en de spierspanning kunnen zo sterk zijn, dat daardoor de oorspronkelijke klacht gemaskeerd wordt. Hierbij speelt tevens een rol dat vicieuze cirkels op gang kunnen komen, waardoor de spierspanning zichzelf versterkt (zie ► H. 10). Hierna volgt een korte, zeker niet volledige opsomming van de belangrijkste hypertone verschijnselen.

- Hypertone zones aan de rug kunnen bij allerlei orgaanstoornissen voorkomen. Vooral van belang is dat afwijkingen van bekkenorganen (bijv. ovariumcyste) met lagerugpijn gepaard kunnen gaan. Bij de anamnese moet men hiermee rekening houden. Deze oorzaak voor lagerugpijn wordt in de praktijk vaak vergeten.
- De veelvoorkomende kuitkramp bij zwangerschap kan men als segmentaal teken opvatten (viscero-somatische reflexen via sacrale segmenten).

- Houdingsasymmetrie, zichtbaar aan hoofd, bekken of wervelkolom (scoliose!), die wordt veroorzaakt door eenzijdige spieraanspanning. Van belang is dat de patiënt tijdens het onderzoek een onbevangen, niet-geposeerde houding heeft.
- Asymmetrische adembeweging. Dit verschijnsel is soms zichtbaar, maar vaak beter voelbaar door beide handen in de flanken te leggen.
- Intercostale hypertonie. Bij hoesten en persen stulpen de intercostale ruimten normaal naar buiten, bij krachtige inspiratie trekken zij naar binnen. Bij intercostale hypertonie is dit verschijnsel minder duidelijk.
- Gelaatsasymmetrie (*mimische Verkrämpfung*' is een frequent symptoom bij eenzijdige orgaanafwijkingen. Bij de ontstaanswijze spelen hersenstam en n. facialis een rol (in de literatuur is hierover echter geen duidelijkheid).
- Veranderde weerstand bij passieve bewegingen, bijvoorbeeld het been in de heup van buigstand naar strekstand brengen (psoasweerstand).
- Laterale verplaatsing van de navel door ongelijke aanspanning van buikspieren.
- *Frozen shoulder* door aanspanning van de m. pectoralis en/of m. deltoideus.
- Asymmetrie van reflexen. Dit verschijnsel is verwant aan voorgaande vormen van hypertonie en berust tevens op veranderde activiteit en prikkelbaarheid van motoneuronen in het ruggenmerg.

8

Evenals bij referred pain zijn bij hypertonie meestal meer segmenten betrokken. De reflexhypertonieën kunnen dan ook op uiteenlopende plaatsen optreden. Bij een aandoening van het hart kan men bijvoorbeeld de volgende symptomen waarnemen:
- Hypertonie van intercostale spieren, een deel van de m. pectoralis en bepaalde rugspieren. Kortom, alle spieren die vanuit de segmenten Th1 tot en met Th5 worden geïnnerveerd (zie ► H. 6).
- Hypertonie van nek- en schouderspieren en aanspanning van spieren van de 'scalp' (segmenten C2, C3 en C4 die via de n. phrenicus worden bereikt).
- Asymmetrie van het gelaat (projectie op de hersenstam via de n. vagus?).

Zoals gezegd, meerdere clinici en wetenschappers hebben onafhankelijk van elkaar vastgesteld dat deze spierzones al in een zeer vroeg stadium van een orgaanstoornis aantoonbaar zijn. Met name de analyse van deze verschijnselen zou daarom kunnen bijdragen aan de vroege diagnose.

▪ Samenvattend

Pijn in het bewegingsapparaat kan:
1. het gevolg zijn van een lokale afwijking, bijvoorbeeld ruptuur;
2. referred pain zijn, veroorzaakt door een afwijking elders in het bewegingsapparaat;
3. referred pain zijn ten gevolge van een orgaanstoornis;
4. het gevolg zijn van ischemie door vasoconstrictie en/of hypertonie (die weer het reflexgevolg kan zijn van een aandoening lokaal, elders in het bewegingsapparaat of visceraal).

8.4 Sympathische verschijnselen

Het sympathische zenuwstelsel ontspringt in de segmenten C8 tot en met L2. Sympathische 'zones' kunnen dus ontstaan wanneer deze segmenten geactiveerd worden. Veel verschijnselen die in de praktijk geconstateerd worden, vinden mogelijk hierin hun oorzaak: verkleuringen van de huid, blosjes op de wangen, veranderde dermografie (verkleuring na krassen op huid; zie verder), veranderde huidtemperatuur, bindweefselzones, wijde pupil enzovoort. De verklaring voor deze verschijnselen is soms wel duidelijk, zoals de wijde pupil, maar vaak tast men in het duister, zoals in het geval van de bindweefselzones en diverse 'trofische' stoornissen.

Van groot belang is dus dat men een zorgvuldig onderscheid maakt tussen de *klinische realiteit* van bepaalde verschijnselen (de empirie) en de *theoretische verklaring*. Een verschijnsel hoeft immers niet theoretisch verklaard te zijn om een praktisch nut te hebben. Een aantal sympathische verschijnselen heeft bijvoorbeeld zijn nut voor de diagnostiek bewezen.

Vooral wat de *plaats* van het waar te nemen verschijnsel betreft, doet zich een moeilijkheid voor. Al eerder is gewezen op de discrepantie tussen somatische en sympathische innervatie (► fig. 6.4). Een sympathisch verschijnsel kan zich dus op een geheel andere plaats in het lichaam uiten als een hypertone zone of zone van Head. Ook in de neurologische diagnostiek is dit verschijnsel bekend: sympathische uitval in het aangezicht (bijv. syndroom van Horner, opgeheven zweetsecretie) kan samengaan met sensibiliteitsstoornissen, parese en/of atrofie aan de onderarm; het letsel bevindt zich dan in of rond ruggenmergssegment Th1 (de patiënten van ► fig. 6.3 zijn hiervan voorbeelden). ◘ Figuur 8.10 geeft schematisch het principe weer, aan de hand van drie lokalisaties.

1. Hooggelegen segmenten, bijvoorbeeld Th1. De sympathische zone ligt anatomisch hoger dan de zone van Head of spierzone. Het gelaat is bij de sympathische verschijnselen betrokken.
2. In het midden gelegen segmenten, bijvoorbeeld Th6. De sympathische verschijnselen komen onder andere in de zone van Head voor, maar strekken zich meestal buiten de dermatoomgrenzen uit (diffuse innervatie).
3. Laaggelegen segmenten, bijvoorbeeld L2. Sympathische verschijnselen bevinden zich op een lager niveau dan spier- of huidzones; het been en/of de voet is bij de sympathische verschijnselen betrokken.

Uit dit alles volgt dat het op theoretische gronden *onjuist is om alleen in de zones van Head* te zoeken naar sympathische verschijnselen. Wanneer men deze dan niet vindt, wil dit niet zeggen dat ze er niet zijn! Veel verwarrende uitspraken in de literatuur over het al of niet bestaan van segmentale sympathische verschijnselen zijn gebaseerd op dit misverstand. Hierna volgen enkele onderzoekbare sympathische verschijnselen.

▪ Vasomotoriek

Door sympathische activiteit kunnen de vaten zich vernauwen. Verschillende waarneembare veranderingen kunnen het gevolg zijn, zoals:

- bleke kleur, eventueel cyanose ten gevolge van ischemie;
- subjectief en objectief koud aanvoelen;
- veranderde dermografie (respons van Lewis); men observeert hierbij de kleurverandering op de plaats van een op de huid aangebrachte scherpe kras.

Door thermografie kan men de 'temperatuurzones' in kaart brengen. Sympathische verschijnselen uiten zich vooral aan één lichaamszijde: het is dus goed om vooral op links-rechtsverschillen te letten.

▪ Sudomotoriek

De zweetkliertjes worden sympathisch geïnnerveerd. Een versterkte zweetsecretie wordt subjectief ervaren, is met de handen voelbaar en soms ook goed zichtbaar. Door met de rug van de

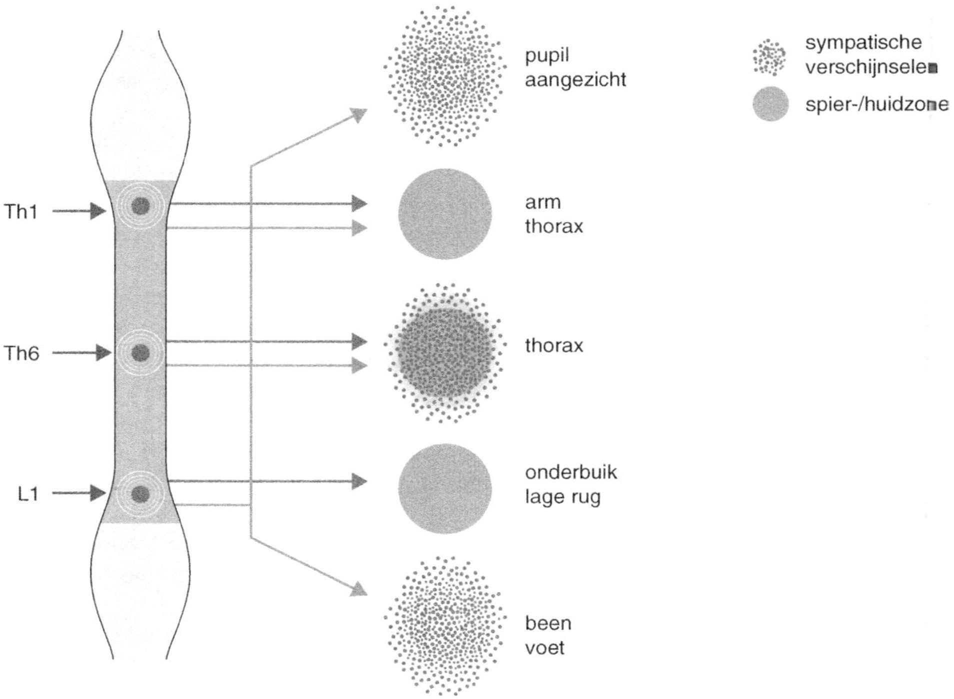

Figuur 8.10 Plaats van sympathische en somatische verschijnselen. Sympathische verschijnselen hoeven niet noodzakelijkerwijze in de zones van Head gevonden te worden. Drie gevallen zijn aangegeven: hyperactief segment Th1, Th6 of L2. Alleen bij projecties op het middelste thoracale gedeelte vallen de lokalisaties van sympathische en somatische verschijnselen ongeveer samen. Voor verdere uitleg zie tekst.

vingers over de huid te strijken kan men plaatselijk toegenomen vochtigheid waarnemen. Met behulp van bepaalde kleurstoffen (o. a. ninhydrine) die met zweetvloeistof reageren, kunnen de zones duidelijk zichtbaar worden gemaakt (Schiffter 1985; Mumenthaler en Schliack 1977). Ook kan men de elektrische huidweerstand meten; deze is gerelateerd met de intensiteit van de zweetsecretie (fig. 8.11).

Pilomotoriek

Kippenvel kan plaatselijk optreden als segmentaal verschijnsel. Dit verschijnsel is zichtbaar te maken onder zijdelingse belichting; men veroorzaakt een koude luchtstroom (wapperen met een laken) of kietelt de patiënt in de flank, waarna een golf van kippenvel over het lichaam trekt. Bij het ontstaan en verdwijnen van deze golf kan men lokale verschillen en asymmetrie ontdekken. Bij segmentaal verhoogde sympathische activiteit neemt men plaatselijk een versterkte en verlengde zone van kippenvel waar.

Trofische invloeden

Talrijke trofische invloeden van het sympathische zenuwstelsel zijn beschreven, hoewel hierover nog veel onduidelijkheid bestaat. Het is echter een empirisch feit dat een verhoogde sympathische activiteit tot uiting komt in een veranderde consistentie, elasticiteit, kwetsbaarheid enzovoort van huid en onderhuids bindweefsel. Dit is bij CRPS (complex regionaal

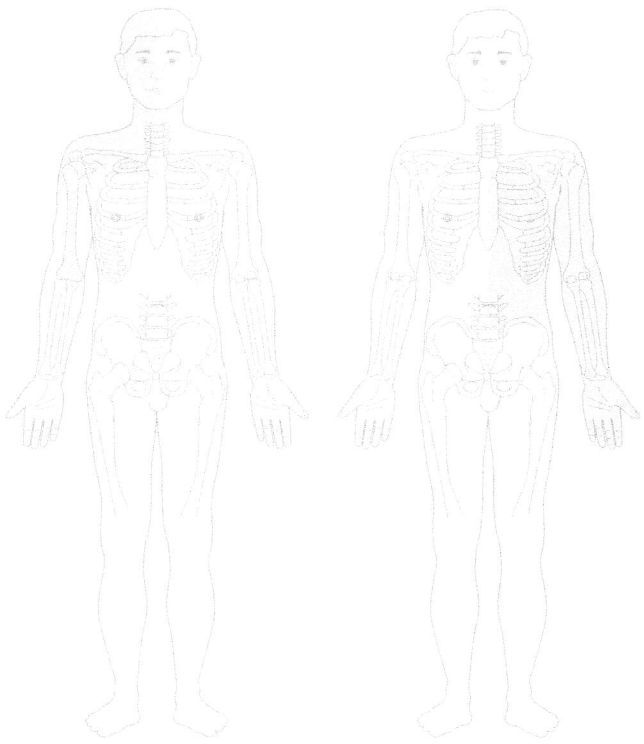

Figuur 8.11 Toename van zweetsecretie bij elektrische prikkeling van wortel T2 (links) en wortel T5 (rechts).

pijnsyndroom) vaak heel duidelijk (Blumberg en Jänig 1983; Jänig en Stanton-Hicks 1996; Harden et al. 2001). Mogelijk hebben ook bindweefselzones met deze sympathische invloeden te maken.

Pupildilatatie

Eenzijdige pupilverwijding – mydriasis – is diagnostisch een zeer bruikbaar symptoom dat frequent voorkomt bij afwijkingen van interne organen. Pupilverwijding komt tot stand via de bovenste sympathische segmenten C8 tot en met Th2. Vooral organen die op deze segmenten projecteren, zouden dus mydriasis veroorzaken. Gebleken is echter dat het symptoom niet zo'n stringente segmentale betekenis heeft; dat wil zeggen: ook organen die op lagere segmenten projecteren, kunnen een ongelijke pupilgrootte veroorzaken. De *Segmentregel* heeft hier dus weinig betekenis. Wel heeft het symptoom betekenis voor het links-rechtsonderscheid: bij stoornissen van sommige organen is vooral de rechterpupil groter (bijv. leverstoornissen), bij andere orgaanstoornissen vooral de linker (bijv. maag- en hartziekten). Hier geldt dus vooral de *Seitenregel* (zie verder, en ook ► H. 1 en H. 13).

Diverse andere verschijnselen

Omdat ook spieren, gewrichten en een groot aantal andere structuren (in feite alle structuren!) sympathisch geïnnerveerd worden, zijn veel andere verschijnselen mogelijk. Men heeft bijvoorbeeld aangetoond dat veel perifere sensoren sympathisch geïnnerveerd worden; het desbetreffende huidgebied zou hierdoor dus een andere gevoeligheid kunnen krijgen. Ook vaten *in* het centrale zenuwstelsel blijken sympathisch geïnnerveerd te zijn. De fysiologische betekenis van deze sympathische innervatie is echter nog niet opgehelderd. Tot slot kunnen sympathische vezels ook andere interne organen innerveren, zodat orgaanfuncties beïnvloed worden. Hierop wordt in de volgende paragraaf ingegaan.

Voor al deze verschijnselen geldt dat een sympathische zone in principe een andere lokalisatie heeft dan de huid en spierzones. Organen die boven segment Th5 projecteren, kunnen sympathische verschijnselen veroorzaken aan hoofd en aangezicht. Organen die beneden segment Th9 projecteren, kunnen sympathische verschijnselen veroorzaken aan been en voet.

8.5 Orgaanreflexen

Al eerder kwam ter sprake dat zenuwactiviteit die in een afwijkend orgaan ontstaat ook andere organen – die in principe niet gestoord zijn – kan bereiken. Men spreekt van *viscero-viscerale* reflexen of *orgaanreflexen*. Het gaat hier vooral om de organen die vanuit dezelfde geactiveerde ruggenmergssegmenten geïnnerveerd worden. Eerder werd al opgemerkt dat het ene orgaan het andere als het ware 'meesleurt' in zijn afwijking. Hansen en Schliack spreken daarom van *sym-pathische Mitbewegungen*, een nogal dubbelzinnige aanduiding! ('sym-pathisch' betekent letterlijk: mede-lijdend). Zij vergelijken dit verschijnsel met de synergieën ('meebewegingen') in de motoriek (die overigens niets met segmentale relaties te maken hebben). Organen die vanuit een gemeenschappelijk segment geïnnerveerd worden, hebben dus de neiging gezamenlijk afwijkend te zijn. Dit verschijnsel vereenvoudigt uiteraard de *segmentdiagnose*, maar bemoeilijkt de *orgaandiagnose*.

Giamberardino (2009) geeft voorbeelden van viscero-viscerale relaties en diagnostische verwarring tussen organen:

- Galstenen vergroten de kans op angina-pectorisaanvallen, en omgekeerd, wanneer de coronaire doorbloeding verbetert, nemen de galsteenklachten af. Ook stoornissen van nieren en maag kunnen angina-pectorisachtige klachten veroorzaken: men spreekt wel van 'reflectoire' angina pectoris.
- Wisselwerking tussen dysmennoroeklachten en nierfunctiestoornissen.
- Wisselwerking tussen uterus en colon.

Lang niet altijd kunnen orgaanreacties echter verklaard worden op basis van segmentale relaties. Vaak zijn meer aspecifieke reacties in het spel, zoals het dikwijls voorkomende braken bij stoornissen van ingewanden. Dit is zeker geen zuiver segmentale reactie, maar veeleer een uiting van een veranderde balans tussen trofo- en ergotrope functies (vegetatieve ontregeling).

Om deze diagnostische dwaalsporen het hoofd te bieden is een zorgvuldige tractusanamnese noodzakelijk. Een verdere bespreking hiervan valt buiten het kader van dit boek.

8.6 Synthese

◘ Figuur 8.12 geeft een samenvatting van de hiervoor beschreven vier categorieën segmentale verschijnselen. Ter vereenvoudiging is er in dit schema van uitgegaan dat een orgaan (linksonder) slechts bij één segment hoort. In werkelijkheid is dit nooit het geval; het betreft altijd verschillende afferente wegen en verschillende segmenten (► fig. 6.2).

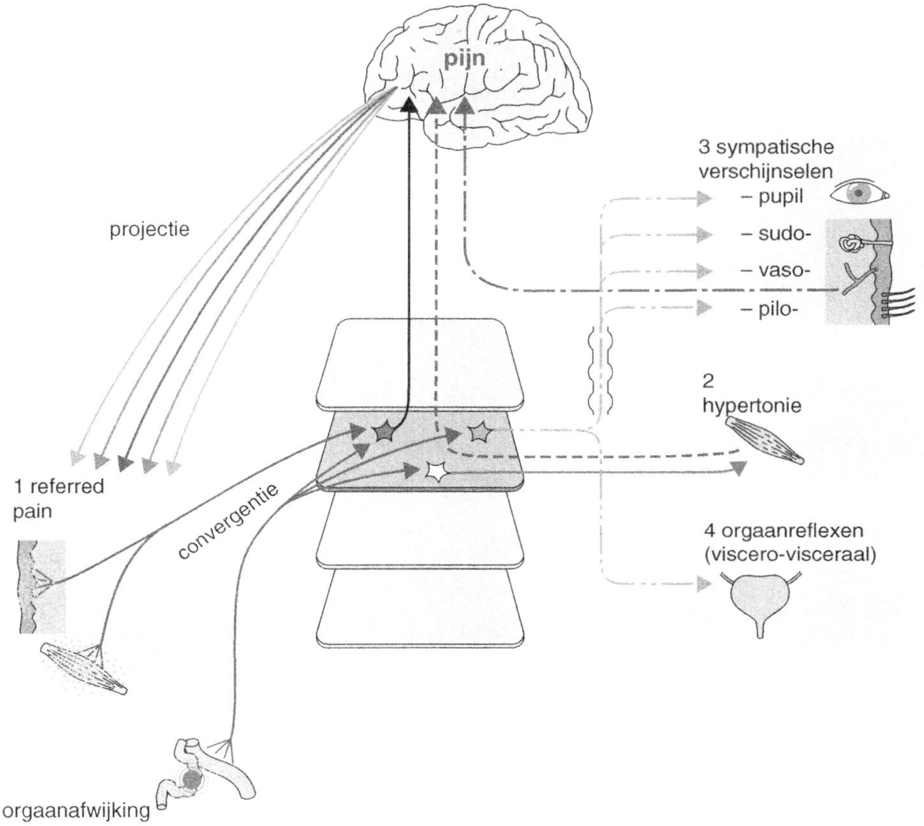

Figuur 8.12 Segmentale verschijnselen. De orgaanafwijking (prikkelbron) staat linksonder aangegeven. Links de 'non-reflex'-verschijnselen: *1* referred pain in huid of spier. Rechts de reflexverschijnselen: *2* hypertonie, *3* sympathische verschijnselen en *4* orgaanreflexen. Drie componenten die bijdragen aan de pijn zijn met de naar de hersenen opstijgende pijlen aangegeven.

Hansen en Schliack hebben de precieze aard en lokalisatie van deze verschijnselen systematisch per orgaan geïnventariseerd. Als voorbeeld volgen aan het einde van dit hoofdstuk hun bevindingen bij maagaandoeningen bij talrijke patiënten. Voor de verdere uitwerking van segmentale symptomen bij andere organen wordt verwezen naar hun oorspronkelijke werk.

Voor men overgaat tot interpretatie van verschijnselen en het doen van diagnostische uitspraken moet zekerheid bestaan over enkele belangrijke vragen:

- Hoe betrouwbaar is de waarneming geweest (*wishful thinking*, waarnemingsvervalsing enz.)?
- Is het symptoom onder correcte condities waargenomen (belichting in verband met pupil, plaatsing van stoel in verband met houdingsasymmetrie enz.)?
- Is het symptoom wel segmentaal (lokale verwonding, anatomische variaties enz.)?

Met nadruk zij nogmaals gesteld dat vooral de combinatie van de hiervoor beschreven verschijnselen een diagnostische betekenis heeft.

Bij de interpretatie van segmentale verschijnselen maakt men gebruik van de *Seitenregel* en de *Segmentregel*. Men komt op deze wijze in twee fases tot een diagnostische interpretatie van de waargenomen verschijnselen. Hierbij kan gebruikgemaakt worden van ◻ tab. 8.2 en ◻ fig. 8.12 en 8.13.

Tabel 8.2 Seitenregel volgens Hansen en Schliack (1962).

rechts	links
(hart)	hart
–	pericard
(aorta)	aorta
rechterlong en bronchiën	linkerlong en bronchiën
rechterpleura	linkerpleura
–	maag (corpus, fundus)
pylorus	–
duodenum	–
–	jejunum
ileum	–
–	pancreas
lever	–
galblaas	–
caecum, appendix	–
colon ascendens, transversum (proximaal deel)	–
–	colon transversum (distaal deel)
–	colon descendens
–	colon sigmoideum
–	rectum
rechternier, ureter	linkernier, ureter
rechtertestis, ovarium, tuba	linkertestis, ovarium, tuba

1. *Seitenregel*: bevinden de zones zich vooral links, dan komen andere organen in aanmerking dan wanneer de zones zich vooral rechts bevinden. In tab. 8.2 wordt de links-rechtsindeling van de organen volgens Hansen en Schliack weergegeven.
2. *Segmentregel*: bij welk ruggenmergssegment hoort de plaats van de waargenomen symptomen? Bij de beantwoording van deze vraag maakt men gebruik van:
   - dermatoomkaart (indien zone van Head),
   - myotoomtabel (indien hypertone zone),
   - sympathische segmentatie (indien sympathische verschijnselen) met behulp van bijvoorbeeld ► fig. 6.5.

Vervolgens beantwoordt men de vraag: Welke organen passen bij dit segment? Hiervoor is dan fig. 8.13 te gebruiken.

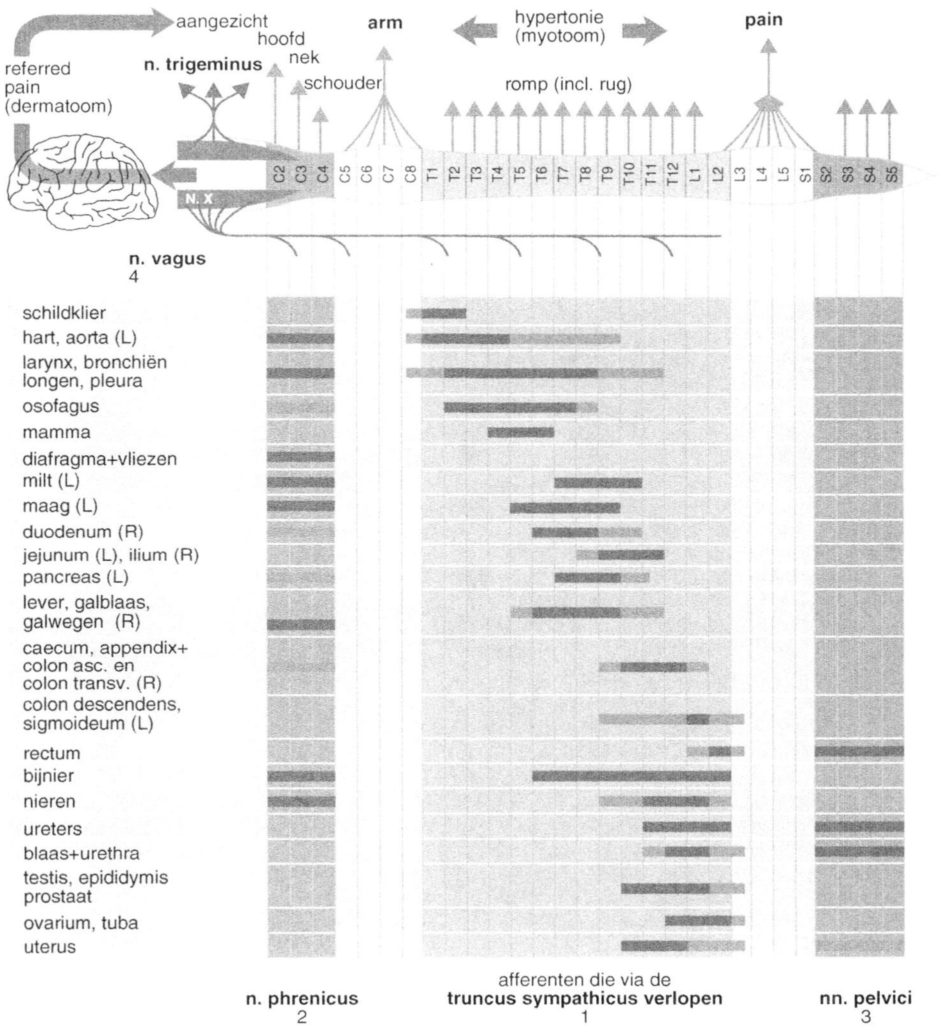

Figuur 8.13 Schematische weergave van segmentale relaties volgens Van Cranenburgh (1999). *Links*: organen. Afferente innervatie via truncus sympathicus *1*, n. phrenicus *2*, nn. pelvici *3* en n. vagus *4*. Als regel verlopen prikkels uit ingewanden en/of vliezen via verschillende afferente wegen, zodat ook verschillende niveaus in ruggenmerg en hersenstam bereikt worden. Hypertonie is een zuiver segmentaal reflexverschijnsel. Referred pain wordt gevoeld (hersenen!) in het segmentaal overeenkomende dermatoom of myotoom. NB: de kernen van de n. vagus en n. trigeminus strekken zich tot in het cervicale ruggenmerg uit. Donkere balken: door vrijwel alle auteurs vermeld; lichte balken: door slechts enkele auteurs vermeld. Het schema is samengesteld op basis van gegevens van vele auteurs. L: linkszijdige zones; R: rechtszijdige zones.

8.7 Klinische voorbeelden van Hansen en Schliack

Figuur 8.14 tot en met fig. 8.19 zijn voorbeelden ontleend aan Hansen en Schliack (1962) en betreffen een uitwerking van segmentale symptomen bij maagaandoeningen, alsmede patiëntvoorbeelden. De voorbeelden tonen de diversiteit in uitingsvorm van de segmentale verschijnselen (fig. 8.14, 8.15, 8.16, 8.17, 8.18, 8.19 en 8.20).

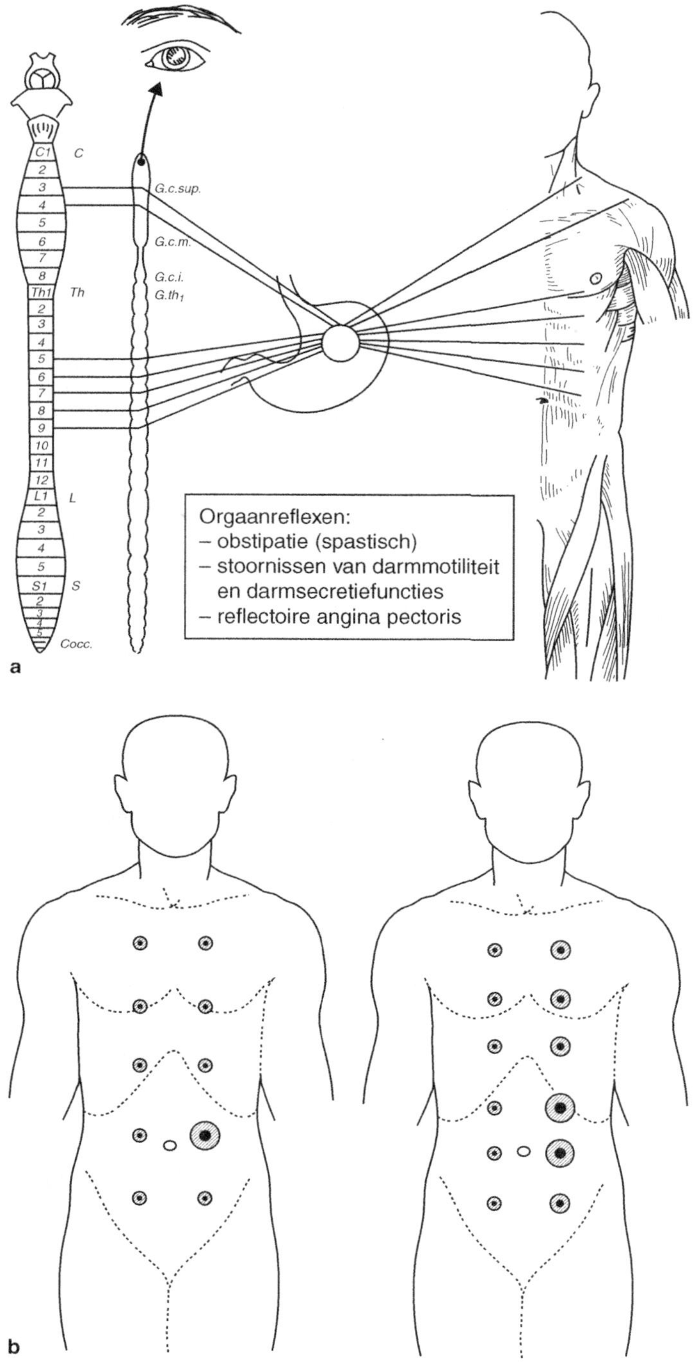

Figuur 8.14 Segmentale symptomen bij aandoeningen van de maag. **a** Spierzones en orgaanreflexen. **b** Histaminekwaddelreacties (lokale reacties van de huid in de vorm van roodheid en zwelling na subcutane injectie met histamine) bij twee patiënten. Links: reactie beperkt tot segmentaal. Rechts: versterkte reactie gehele linkerlichaamshelft. NB: de versterkte histaminekwaddelreactie is moeilijk te verklaren, maar heeft mogelijk te maken met een toegenomen vaatreactiviteit.

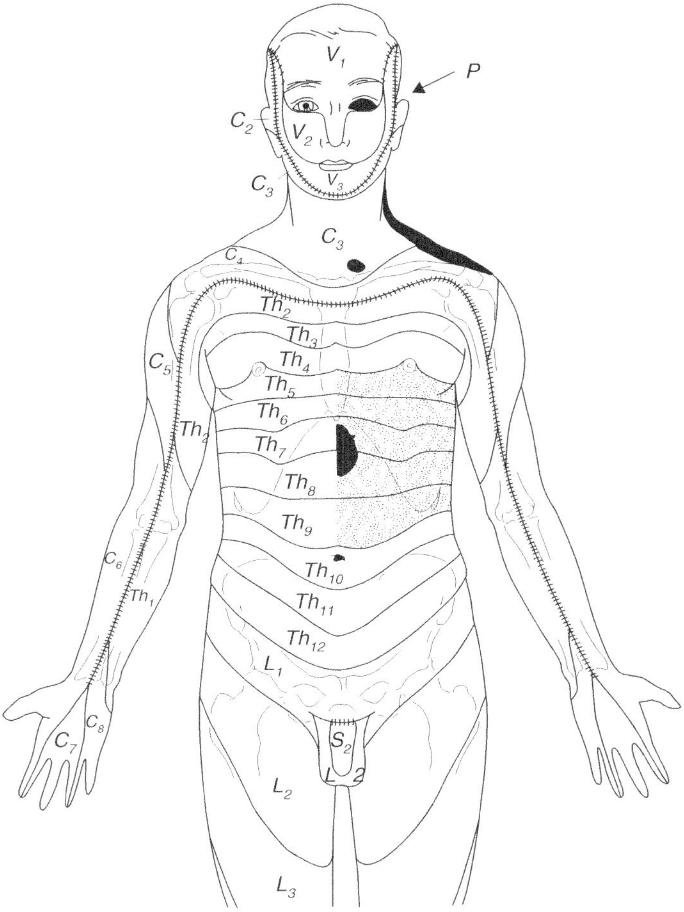

Figuur 8.15 Segmentale symptomen bij aandoeningen van de maag. Hyperalgetische zones aan de ventrale zijde. Grijs: hyperalgesie; zwart: spontane pijn.

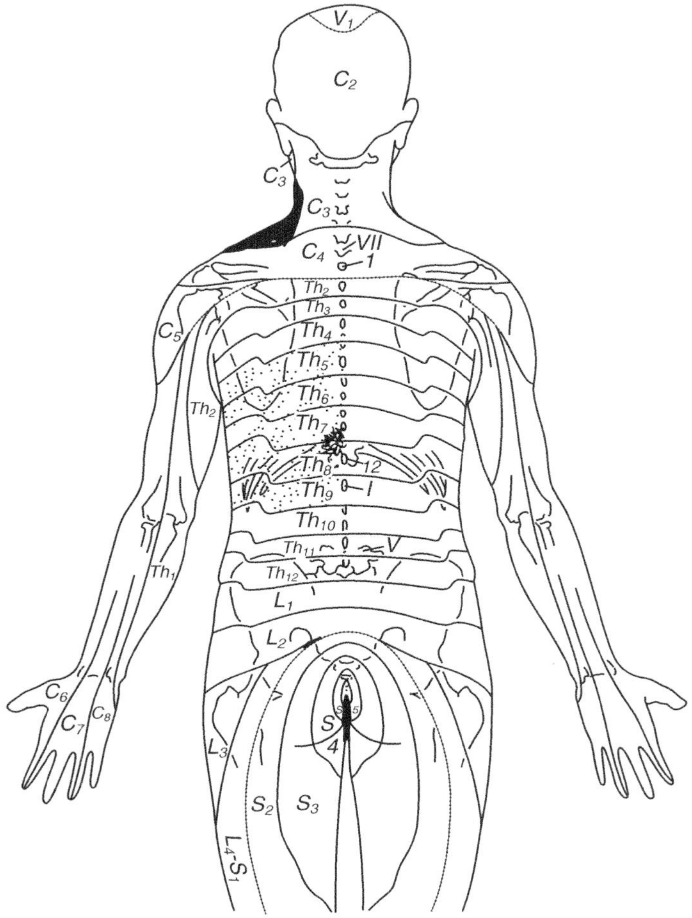

Figuur 8.16 Segmentale symptomen bij aandoeningen van de maag. Hyperalgetische zones aan de dorsale zijde. Grijs: hyperalgesie; zwart: spontane pijn.

Casus nr. 292, ♂, 29 Jahre. Diagnose: Ulcus ventriculi, Gastritis.

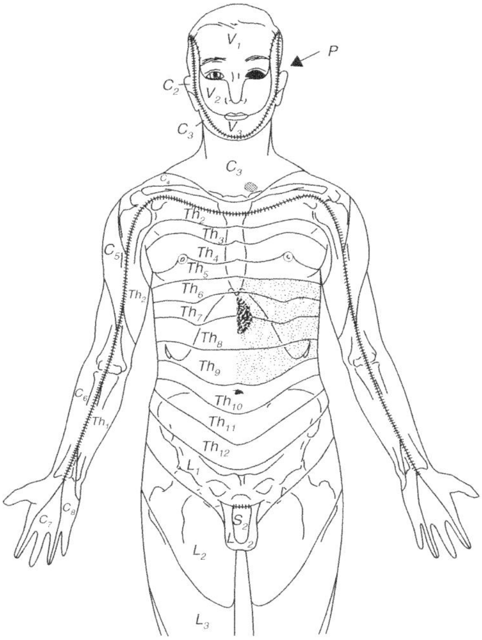

	Rechts	Links	Bemerkungen
Pupillen-erweiterung		+	exzessiv !
Lidspalten-erweiterung, Glanzauge		+	
Mimische Krampfung		+	siehe Text !
Herpes		+	linke Oberlippe
Vasomorische Zeichen einschl. Dermographismus		+	
Schwitzen		+	
Piloarrektion		+	siehe Text !
Haltung		+	
Spannungs-vermehrung		+	siehe Text !
Organreflexe	vorhanden; siehe Text S. 276		

Figuur 8.17 Segmentale symptomen bij aandoeningen van de maag (casus).

Casus J.S., ♀. Diagnose: Ulcus ventriculi.

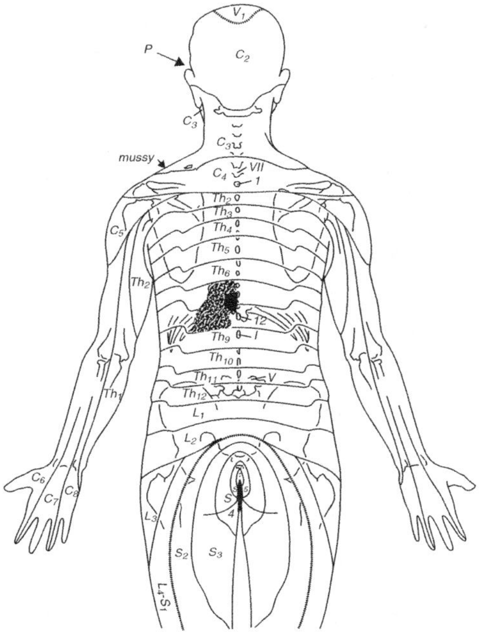

	Rechts	Links	Bemerkungen
Pupillen-erweiterung		+	
Lidspalten-erweiterung, Glanzauge			
Mimische Krampfung			
Herpes			
Vasomotorische Zeichen einschl. Dermo-graphismus			
Schwitzen			
Piloarrektion			
Haltung			
Spannungs-vermehrung			
Organreflexe	vorhanden		

Figuur 8.18 Segmentale symptomen bij aandoeningen van de maag (casus). NB: In dit geval uit de maagzweer zich als rugpijn!

Casus J. Th., ♂, 31 Jahre. Diagnose: Ulcus ventriculi.

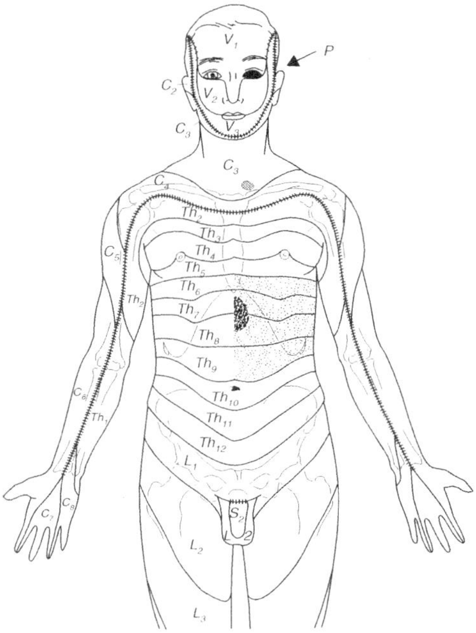

	Rechts	Links	Bemerkungen
Pupillen-erweiterung		+	
Lidspalten-erweiterung, Glanzauge		+	
Mimische Krampfung		+	
Herpes			
Vasomotorische Zeichen einschl. Dermographismus			
Schwitzen			
Piloarrektion			
Haltung			Th5 —Th10 Zwerchfell-hochstand links
Spannungs-vermehrung		+	
Organreflexe			

Figuur 8.19 Segmentale symptomen bij aandoeningen van de maag. (Casus).

Tabelle 17:

Diagnose	Weite Pupille	Weite Lidspalte, Glanzauge	Mimische Krampfung
4. Ulkus	+ +		+
5. Ulkus	+ +	+ +	+ +
24. Ektasie	+ + + +		+ +
26. Ulkusrezidiv nach Resektion? ulcus duodeni	(re. +)	(re. +)	
33. Gastritis	+ +		+ +
43. Ulkus	+ +		+ +
79. Ulkus	+ +		
91. Ulkuskarzinom	+ +	+	+ +
91. Ulkus	+ +		+
92. Gastritis	+ + + +	+ +	+
107. Ulkus		(re. +)	+ +
108. Ulkus	+ +		+
117. Karzinom	+ + +	+	+
123. Gastritis	+ +	+	
137. Ulzera	+ +		
151. Gastritis	+	+	+
157. Gastritis	+ +	+	+
172. Gastritis	+ +		+
173. Gastritis	+ +	+	+ + + +
183. Gastritis en Ulcus pept. jejun.	+ +		+ +
184. Gastritis allergica	+ + + +		
192. Hämatemesis bei Stauungsgastritis	+ +	(re. +)	+
195. Karzinom	+ + +	+	+
197. Ulkus	+ +	+ +	+ +
202. Ulkus	+ + + +	+ +	+
206. Karzinom			+
207. Gastritis	+ + + +	+ +	+ +
229. Karzinom	+ +		
232. Karzinom	+ +		+
238. Gastritis	+ +	+	
246. Carcinoma cardiae	+ + +		+
248. Ulkusperforation	+ + + +		+
261. Ulkus			
254. Karzinom	+ + +		+ +
258. Ulkus	+ +	+	
261. Gastritis	+ +	+ +	+ +
278. Ulkus	+ + + +	(re. +)	+ + + +
283. Gastritis	+		+
290. Ulkus	+ +		+
291. Ulkus	+		
292. Ulkus	+ + + +	+	+
293. Ulkustumor (Sanduhrmagen)	+ +	+	+
294. Karzinom	+ +	+	+ +
295. Ulkus	+		+ + +
296. Gastritis			+ +
297. Ulkus	+ + + +	+	+ +
321. Ulkus	+		

Figuur 8.20 Segmentale symptomen bij aandoeningen van de maag. (Samenvatting van de verschijnselen bij 47 patiënten).

Magen (links)

Herpes	Vaso-Motorische Phänomene	Pilo-arrektion	Schwitzen	Spannungs-vermehrung	Tiefe Hyperalgesie	Headsche Zone
	+ +		+	+		Th_{5-10}
				+ +		
				+ + +		Th_{6-8}
				+		s. Duodenum, Tab.[18
				+ +		
	+ +			+ +	C_4 +	
+				+ +		
				+ +	+ +	
				+ +		
	+					Th_{4-10}
				+		
				+ +		
						Th_{6-8}
				+ + +		
				+		
				+		
				+ +		
	+	+		+ +		Jucken im linken
						Gehörgang (V_3)
				+		
	+			+ +		Th_{6-8}
						Später pleuritis li.
				+ +	+	
				+ + +		
				+		
	+			+		
				+ +		
				+ + + +	+ +	Th_{7-12}
				+ +		Th_{6-10}
	+			+	+	th_{6-9}
	+ +	+ +		+ + +		Th_{6-8}
		+		+ + +	C_4 +	Th_6–L_1
+ +				+ +	+ (re. +)	Th_{7-9}
				+ + +		
		+				
+	+	+	+	+ + +	+ +	Th_{6-9}
				+	+	Th_{6-8}
		+		+ +		
	+	+	+	+ +		Th_{5-8}
	+			+ +	+	Th_{7-9}
				+ +	C_4 +	Th_{5-10}
	+			+ +	+	Th_{5-8}

Figuur 8.20 Vervolg

Segmentale therapie?

Samenvatting

Segmentale therapie wil zeggen dat men doelbewust invloed uitoefent op neurale activiteit/prikkelbaarheid binnen een ruggenmergssegment. Meestal betreft het een of andere vorm van stimulatietherapie (acupunctuur, manuele therapie, vibratie etc.). Bij het tot stand komen van eventuele therapie-effecten kunnen diverse wegen een rol spelen. Bij de segmentale weg worden gatecontrol-achtige mechanismen en somato-viscerale reflexen in gang gezet. Er zal echter zelden sprake zijn van geïsoleerde segmentale effecten: meestal spelen tegelijk andere mechanismen een rol, o. a. effecten via pijnmodulerende systemen in de hersenstam en placebo-effecten. De schaarste aan wetenschappelijk onderzoek staat in contrast met de grote populariteit van allerlei stimulatietherapieën.

In ► H. 7 werd al gesteld dat interacties op segmentaal niveau therapeutisch gebruikt kunnen worden. Men geeft dan prikkels in de periferie – bijvoorbeeld huid, gewricht, bot – die dan in een bepaald ruggenmergssegment terechtkomen (afhankelijk van het dermatoom, myotoom of sclerotoom waarin deze prikkels gegeven worden). Via beïnvloeding van dit ruggenmergssegment kan dan een therapeutisch effect optreden, zoals pijnverlichting, verbetering van de doorbloeding, stimulering of remming van een orgaanfunctie. Er zijn talrijke therapievormen waarbij deze segmentale reflexwegen wellicht een rol zouden kunnen spelen: acupunctuur, needling, manuele therapie, osteopathie en allerlei vormen van massage. Binnen deze therapieën wordt vaak benadrukt dat deze segmentale reflexwegen een belangrijke rol spelen, maar helaas ontbreken vaak harde bewijzen. Ook hier is de achterstand van wetenschappelijk onderzoek schrijnend. Een algemeen probleem, bij welke therapie dan ook, is dat effecten via verschillende wegen tot stand kunnen komen. Die zetten we hierna op een rijtje.

9.1 Van prikkel naar effect

▣ Figuur 9.1 geeft een overzicht van de wegen waarlangs een stimulatie (bijv. manueel, acupunctuur) tot een effect kan leiden.

1. *Een lokaal effect*, bijvoorbeeld vaatverwijding of -vernauwing, zwelling, vrijkomen van stoffen (o. a. histamine). Het is goed te beseffen dat iedere lichaamsstimulatie, altijd ook directe lokale effecten heeft, dus ook wanneer geclaimd wordt dat het een "segmentale therapie" betreft.
2. *Een spinaal effect*, dat wil zeggen een effect op segmentaal niveau, bijvoorbeeld inhibitie via een gatecontrol-mechanisme (door prikkeling van dikke vezels), of door het in gang zetten van segmentale reflexen. In de volgende paragraaf gaan we hier dieper op in.
3. a *Via hersenstam:* talrijke effecten zijn mogelijk, bijvoorbeeld beïnvloeding van arousal, houdingsreflexen of activering van endogeen analgetisch systeem (o. a. via endorfinen). Men zou denken dat het hier tamelijk algemene, aspecifieke effecten betreft; dat blijkt niet waar: via deze weg zijn ook zeer gelokaliseerde effecten mogelijk.
   b *Via limbisch systeem:* via emoties. Bedenk dat veel therapieën een emotionele impact kunnen hebben, bijvoorbeeld: de patiënt is bang voor de prik of voor wat er komen gaat Aan de andere kant kan stimulatie ook als aangenaam ervaren worden. Iets om rekening mee te houden! Negatieve emoties kunnen pijn versterken, positieve emoties kunnen *pijn* wegdrukken: *strijd om limbische ruimte.*
4. *Een corticaal effect:* bijvoorbeeld afleiding van aandacht (distractie). Een ongewone, niet alledaagse stimulatie (bijv. acupunctuur, chiropractie) trekt natuurlijk de aandacht en heeft alleen daardoor al invloed op pijn.
5. *Via cognitie/verwachting:* een patiënt die bij een therapeut komt, heeft een bepaald idee of verwachting: dit is een goede dokter; mijn man zegt dat deze therapeut een kwakzalver is; mijn zus heeft veel baat gehad bij deze therapie. Positieve en/of negatieve verwachtingen kunnen een sterke invloed op het therapie-effect hebben. Men spreekt van het placebo-effect. Recent onderzoek laat zien dat het aandeel van het placebo-effect heel groot kan zijn. Bij een groot onderzoek van Linde et al. (2007) bleek dat het effect van een positieve verwachting minstens even groot is als het 'echte' acupunctuureffect. We kunnen er dus van uitgaan dat, net als bij het slikken van medicijnen, het aandeel van het placebo-effect groot kan zijn.

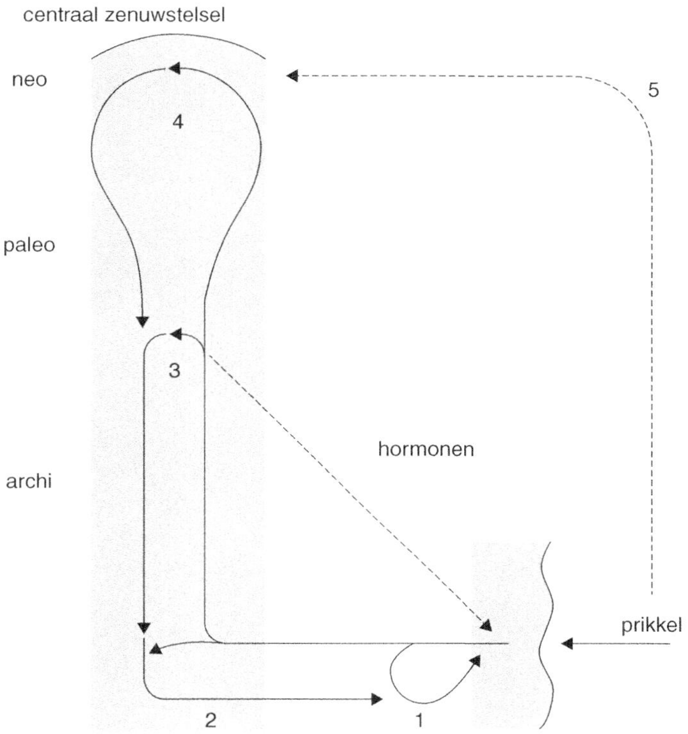

Figuur 9.1 Van prikkel naar effect. Het effect van een therapie kan via verschillende wegen tot stand komen. Zie tekst voor uitleg.

6. *Beïnvloeding van plasticiteit:* een nieuw concept is dat chronische pijn het gevolg kan zijn van plastische veranderingen van neuronengroepen (*sensitisatie, neurale reorganisatie*). Door het geven van input (hoe dan ook) kunnen deze plastische veranderingen wellicht teruggedrongen worden.

9.2 De spinale segmentale weg

Therapeutisch bedoelde prikkels bereiken bepaalde ruggenmergssegmenten. Zij kunnen daar een invloed hebben op de informatieverwerking: interferentie met naar de hersenen opstijgende activiteit, of allerlei reflexen activeren waardoor orgaan- en lichaamsfuncties beïnvloed worden.

Interferentie met opstijgende activiteit

Neurofysiologisch gaat het bij dit mechanisme om *convergentie* en *summatie*. Dit mechanisme speelt een belangrijke rol bij pijnbestrijding, die we hier als voorbeeld nemen. Stel er is zenuwactiviteit die afkomstig is van een afwijkend orgaan of lichaamsdeel en die pijn veroorzaakt. Deze activiteit komt in bepaalde ruggenmergssegmenten binnen en stijgt van daar op naar de hersenen, waar het pijngevoel tot stand komt. Bepaalde prikkels kunnen deze impulsstroom

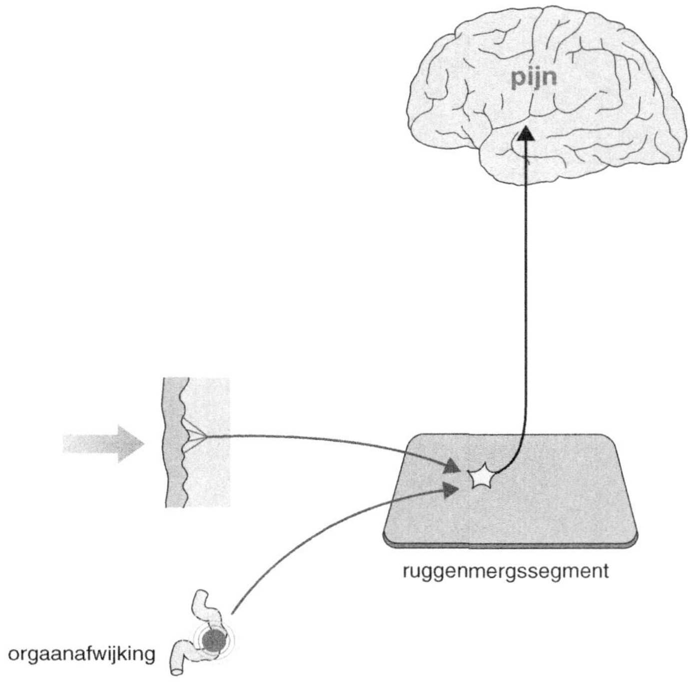

Figuur 9.2 Segmentale therapie. Prikkels ten gevolge van een orgaanafwijking bereiken een bepaald ruggenmergssegment en kunnen naar de hersenen opstijgen en pijn veroorzaken. 'Therapeutische' prikkels, gegeven in een corresponderend segment (derma-, myo- of sclerotoom), kunnen deze opstijgende prikkelstroom op segmentaal niveau 'smoren' (convergentie, summatie en interactie).

als het ware 'smoren'. Men spreekt ook wel van *neuromodulatie*. Hieronder wordt verstaan: iedere methode die activiteit in het zenuwstelsel kan wijzigen door een *verandering van sensorische input* (van Cranenburgh 2014). Neuromodulatie kan op verschillende niveaus in het zenuwstelsel plaatsvinden, onder andere op segmentaal, dat wil zeggen achterhoornniveau. Dan gaat het vooral om stimulatie met lage intensiteit (d.w.z. selectieve prikkeling van dikke vezels). De prikkeling is dus niet pijnlijk. De prikkels moeten gegeven worden in de derma-, myo- of sclerotomen die corresponderen met het hyperactieve segment (fig. 9.2). De demping van activiteit vindt waarschijnlijk plaats door een beïnvloeding van neuronennetwerken in de achterhoorn (gatecontrol-mechanisme). In de praktijk is gebleken dat plaats, aard en intensiteit van de toegediende prikkels van belang zijn; lang niet alle prikkels hebben een gunstig effect. Een pijndempend effect blijkt vooral op te treden wanneer min of meer selectief dikkere zenuwvezels geprikkeld worden. De dikkere vezels zijn in het algemeen gevoeliger en hebben meestal te maken met nauwkeurige sensaties, zoals fijne tast. Lichte massage, wrijvingen, vibratie, actieve of passieve beweging, bepaalde elektrische prikkels (*low TENS*) zouden op deze wijze een inhibitie op ruggenmergsniveau veroorzaken. Het is zeker geen toeval dat bij veel van deze therapieën als criterium wordt gesteld dat de patiënt subjectief een licht tintelende sensatie heeft, wat een teken is dat min of meer selectief dikkere vezels worden geprikkeld. Wanneer de patiënt pijn aangeeft, duidt dit erop dat ook dunne, ongevoeligere vezels geprikkeld zijn. In dat geval gaan andere dan zuiver segmentale wegen een rol spelen en kan een averechts effect optreden.

Intermezzo: dunne en dikke vezels

In feite is pijndemping door selectieve prikkeling van dikke vezels een toepassing van een meer algemene filogenetische wet in het zenuwstelsel: filogenetisch jonge systemen houden de filogenetisch oude systemen 'in het gareel'; hiërarchisch hoger geordende structuren hebben een modulerende invloed op de lagere.

Aan deze filogenetische systemen kunnen de volgende eigenschappen worden toegekend:

filogenetisch jong	filogenetisch oud
snel geleidend	langzaam geleidend
A-vezels	C-vezels
gemyeliniseerd	niet-gemyeliniseerd
gevoelig	minder gevoelig
nauwkeurige functie	diffuus, grof
herkennende 'gnostische' functies	waarschuwende 'vitale' functies
relatief kwetsbaar	meer resistent (ischemie, koude, metabool)

Uit deze filogenetische wet volgt ook het omgekeerde: selectieve uitval van dikkevezelsystemen kan pijn veroorzaken. Door het wegvallen van de modulerende invloed kan ongebreidelde activiteit ontstaan in de 'pijnvezels', een ontremmingsverschijnsel dus. Men kan dit bijvoorbeeld constateren bij ischemie, koude of compressie: in een bepaalde fase zijn selectief de dikke vezels uitgeschakeld en is het bijbehorende lichaamsdeel 'overgevoelig' en pijnlijk.

Uiteraard is een indeling in dikke en dunne vezels tamelijk grof. De periferie bevat in feite een uitgebreid spectrum aan vezels. Wanneer men hiervan uitgaat, valt te begrijpen dat de aard van de prikkel bepaalt welke vezeltypen geactiveerd worden. Hierbij hoort dan de bijna oneindige schakering aan mogelijke sensaties (prikkend, tintelend, schrijnend, drukkend enz.).

Bij talrijke therapieën kan men zich voorstellen dat zuiver empirisch een relatie is ontdekt tussen:

- het *soort prikkel*: acupunctuur, drukpuntmassage, bindweefselmassage enzovoort;
- de bijbehorende *sensatie*: tintelend, scherp enzovoort;
- het beoogde *effect*: pijndemping, circulatiebevordering enzovoort.

Een geheel andere manier van pijnbestrijding berust op het *uitschakelen* van activiteit, bijvoorbeeld door injectie met lokale anesthetica (bijv. procaïne) of topische applicatie (bijv. capsaïcinezalf). Men gaat er hierbij vanuit dat de pijn vooral ontstaat door optelling (summatie) van twee convergerende inputs: de activiteit uit het afwijkende orgaan en de 'rustactiviteit' vanuit de periferie. Door uitschakeling van de perifere activiteit vermindert de hyperactiviteit van het bijbehorende segment en vermindert of verdwijnt de pijn (zie ook H 8). Inderdaad is gebleken, bijvoorbeeld bij neuropathische pijn (pijn door afwijkende activiteit in het zenuwstelsel, zoals bij postherapeutische neuralgie en CRPS) dat lokale anesthesie soms helpt. Dit kan slechts verklaard worden wanneer men aanneemt dat de pijn wordt veroorzaakt door een samenspel van perifere en centrale pijnbronnen.

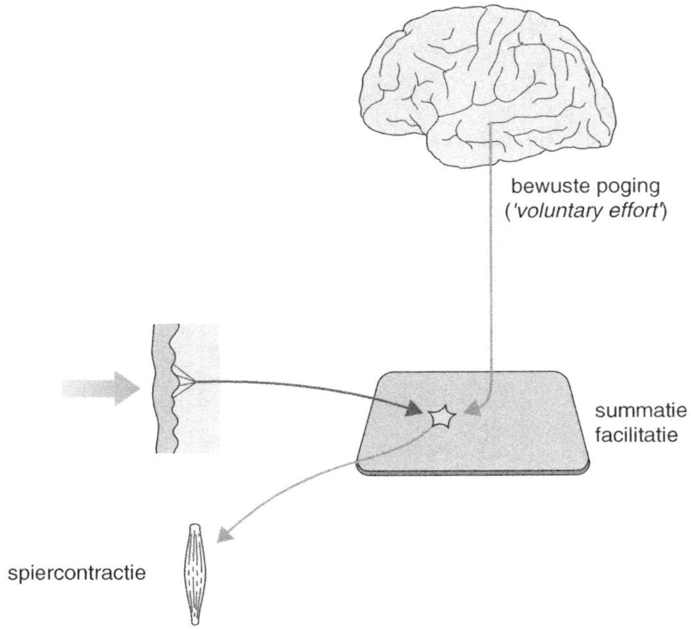

Figuur 9.3 Facilitatiemethode. Twee prikkelstromen, de 'bewuste poging' en de 'therapeutische' prikkel worden bij elkaar opgeteld, zodat de patiënt meer macht heeft over de spier. Voor verdere uitleg zie tekst.

Samenvattend kan men stellen dat pijndemping in principe mogelijk is door:

- *opvoeren van inhibitie*: door selectieve prikkeling van dikke vezels, of door activatie van een endogeen pijnremmend systeem;
- *wegnemen van excitatie*: onderbreking van dunne vezels door lokale anesthesie.

Voor selectieve prikkeling van dikke vezels en lokale anesthesie geldt dat de plaats van de ingreep (prikkel of injectie) segmentaal gerelateerd moet zijn aan de plaats van de prikkelbron (het afwijkende orgaan).

Intermezzo: facilitatiemethode

De facilitatiemethode wordt in de fysiotherapie toegepast om de spierkracht op te voeren bij patiënten met parese, die met veel bewuste inspanning slechts weinig spierkracht kunnen bereiken. Soms ontdekt de patiënt zélf dit principe: hij wrijft over of knijpt in de paretische hand en krijgt daardoor meer 'macht' over die hand. Wanneer de therapeut een prikkel geeft die convergerend terechtkomt op dezelfde motoneuronen, worden deze twee prikkelstromen (de 'bewuste poging' en de 'therapeutische') bij elkaar opgeteld (fig. 9.3). De patiënt krijgt hierdoor meer macht over de spier. Prikkels die hiervoor gebruikt worden, zijn: rek van de spier, vibratie, *tapping* van de huidgebieden rond de spier, zogenoemde *brushing*, *icing* enzovoort.

Omgekeerd zijn in de fysiotherapie ook inhibitietechnieken bekend die worden toegepast om de tonus te verlagen bij spasticiteit. Ook in deze gevallen is sprake van convergentie en summatie van activiteit (ter plaatse van de voorhoorn).

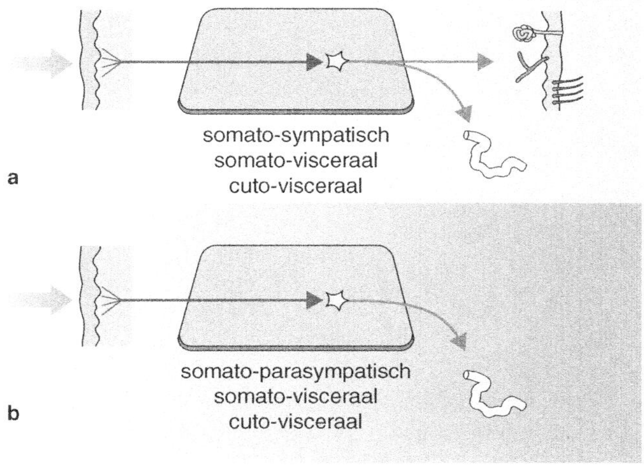

Figuur 9.4 Somato-autonome reflexen. **a** Somato-sympathische reflex. **b** Somato-parasympathische reflex. In beide gevallen wordt de 'therapeutische' prikkel gegeven in het corresponderende segment. Via segmentale reflexwegen wordt de orgaanfunctie beïnvloed (bijv. bloeddoorstroming, mictie).

Beïnvloeding van orgaanfuncties via reflexwegen

Bij de beïnvloeding van orgaanfuncties via reflexwegen gaat het neurofysiologisch om *somato-autonome* reflexen. De opgewekte impulsen bereiken het ruggenmerg en schakelen daar over op efferente autonome vezels (zijhoorn) die invloed hebben op de orgaanfunctie. Worden bijvoorbeeld prikkels gegeven in de dermatomen Th1 tot en met Th5, dan zullen vooral de ruggenmergssegmenten Th1 tot en met Th5 worden bereikt en daardoor zullen in het bijzonder die organen worden beïnvloed, die vanuit deze segmenten worden geïnnerveerd, in dit geval het hart, via de nn. accelerantes. Figuur 9.4 geeft de mogelijke reflexwegen:

- somato-sympathische reflexen;
- somato-parasympathische reflexen.

Welke reflexen optreden, hangt af van de *plaats* van de prikkel. Wordt deze in de dermatomen S2, S3 en S4 gegeven, dan wordt de sacrale oorsprong van de parasympathicus bereikt. Voor somato-sympathische reflexen moet de prikkel gegeven worden in de segmenten C8/Th1 tot en met L2.

Ook hier zijn aard, intensiteit en tijdsduur van de prikkel van belang. Hierdoor wordt bepaald welke vezeltypen geprikkeld worden en dit hangt weer samen met het optreden van excitatie of inhibitie op ruggenmergsniveau. Eerder is al gesteld dat de eigenschappen van de prikkel als regel empirisch zijn vastgesteld.

Enkele voorbeelden van somato-autonome reflexen zijn:

- Een vuiltje in het oog (n. trigeminus) wekt traansecretie op (parasympathisch deel n. facialis).
- Een scherpe kras op de huid veroorzaakt in sommige gevallen een zogenaamde dermographia alba, een witte streep. Dit heeft te maken met een sympathische vasoconstrictie, die in dit geval door een huidprikkel (somatisch) is uitgelokt. Vooral bij dwarslaesiepatiënten is deze reactie in gebieden onder het niveau van de laesie duidelijk waarneembaar.

- Vanuit bepaalde zones kan de mictie worden opgewekt (sacrale segmenten: glans penis, rectumwand, perineum), maar er zijn ook zones bekend (dermatomen Th11 t/m L2) van waaruit de mictie juist onderdrukt wordt. In beide gevallen wordt de mictie (parasympathisch) beïnvloed via externe prikkeling (somatisch). Deze reflexen worden soms gebruikt bij dwarslaesiepatiënten om controle over het mictiepatroon te krijgen.
- Warmte- en/of koudeapplicatie ter beïnvloeding van het maag-darmkanaal.

9.2.1 Evidence?

Zoals gezegd, er is erg weinig onderzoek naar effecten en mechanismen achter stimulatietherapieën. De schaarse onderzoekingen tonen echter overduidelijk aan dat somato-autonome reflexwegen een fysiologische realiteit zijn. Reeds in 1907 beschrijft de fysiologe Burns dat elektrische of mechanische stimulatie aan het lichaamsoppervlak invloed heeft op bloeddruk, hartslag en vaatdiameter. De kleur van de longen (zichtbaar bij het geopende proefdier) reageerde duidelijk op elektrische stimulatie van de betreffende segmenten. Het 'schudden' van weefsels/gewrichten naast de wervelkolom blijkt invloed te hebben op bloeddruk en hartslag. Ook toen werd al geopperd dat deze reflexwegen therapeutisch toegepast kunnen worden (de osteopathie heeft vroege wortels).

Sato et al. (1973, 1987, 1995) behoren tot de weinigen die onderzoek deed naar somato-autonome reflexen. Hij deed experimenten bij dieren onder narcose, hetgeen betekent dat veel wegen via de hersenen zijn uitgeschakeld. Hij concludeert:

» The functions of many, or perhaps all visceral organs can be modulated by somato-sympathetic or somato-parasympathetic reflex activity induced by a appropriate somatic afferent stimulation in anesthesized animals. «

Hij waarschuwt echter:

» Given the complexity and multiplicity of mechanisms involved in the final expression of the reflex response, attempts to extrapolate to clinical situations should probably be eschewed in favor of furhter systematic physiological studies. «

Pollard (2004) deed een metastudie naar de rol van somato-viscerale reflexen bij spinale manipulaties en concludeert op basis van 94 gevonden studies dat meer onderzoek nodig is om de effecten hard te maken en dat de eventuele viscerale effecten tot stand komen via een combinatie van segmentale en supraspinale reflexwegen.

Chang (1996) onderzocht het effect van TENS ter plaatse van hand of voet op de oesofagus-peristaltiek en concluderen dat de oesofagus-peristaltiek via segmentaal geordende somato-viscerale reflexen beïnvloed kan worden. Camilleri et al. (1984) tonen aan dat TENS op het lichaamsoppervlak de maagmotoriek kan remmen. Zij concluderen echter dat deze effecten vooral via supraspinale wegen tot stand komen.

Ten slotte moet gewezen worden op talrijke studies naar effecten en mechanismen van acupunctuur. Hierbij worden vrijwel altijd somato-viscerale reflexwegen genoemd als mogelijk mechanisme.

Samenvattend kunnen we zeggen dat somato-viscerale reflexwegen zeker bestaan. Effecten van stimulatietherapieën komen echter zelden tot stand via geïsoleerde segmentale reflexwegen. Vrijwel steeds zullen verschillende wegen van prikkel naar effect (lokaal, segmentaal, supraspinaal) in combinatie een rol spelen. Het is hierbij aannemelijk dat per therapie en individu de accenten kunnen verschillen. We, gaan hierna nog kort in op de rol van de hersenstam en het placebo-effect, omdat deze waarschijnlijk bij iedere stimulatietherapie een rol spelen

9.3 Pijnmodulatie via de hersenstam

In de hersenstam bevindt zich de formatio reticularis, die van groot belang is voor onze vitale functies: bewustzijn, circulatie, ademhaling. In de jaren zeventig en tachtig van de twintigste eeuw is ontdekt dat de formatio reticularis ook groepen neuronen (o. a. PAG, de periaqueductale grijze stof) bevat die via afdalende en opstijgende banen invloed hebben op onze pijngevoeligheid. Ook dat is een vitale functie, immers, tijdens een overlevingsstrijd zou pijn onze redding kunnen verhinderen. Aan de andere kant is het soms ook weer nodig om ons pijnalarm te versterken teneinde ons voor meer schade te behoeden (bijv. bij een gebroken been). Eigenlijk dus wel logisch dat er *pijnmodulerende systemen* bestaan.

Voor zover we nu weten, ontspringen in de hersenstam twee pijnmodulerende systemen (van Cranenburgh 2014) (◘ fig. 9.5):

- pijnremmende systemen, waarbij vaak endorfinen een rol spelen;
- pijnstimulerende systemen, waarbij cholecystokinine een rol speelt.

Interessant is dat deze systemen blijkbaar via verschillende fysiologische mechanismen functioneren. Net als bij een auto: er is een gaspedaal en een rempedaal. Remmen is niet hetzelfde als "minder gas", d.w.z. gas- en rempedaal werken via totaal verschillende mechanismen. Een ander opmerkelijk feit is dat er binnen het PAG een somatotopische ordening bestaat (vergelijkbaar met de homunculus in de hersenschors). Bij elektrische prikkeling van bepaalde gedeelten in het PAG ontstond bij proefdieren een analgesie in een bepaald lichaamsgebied (Melzack en Wall 1996). Dit betekent dat via deze pijn-dempende systemen ook gelokaliseerde effecten tot stand kunnen komen.

Op basis van wat nu bekend is, kunnen we zeggen dat vooral krachtige stimulatie deze mechanismen in gang zet, dat wil zeggen stimulaties waarbij vooral C-vezels geactiveerd worden en die door de patiënt als pijnlijk worden ervaren, zoals bij acupunctuur en counterstimulation (pijn met 'tegenpijn' bestrijden).

9.4 Placebo en verwachting

De pijnmodulerende systemen spelen ook een rol bij het effect van de verwachting op pijn. De patiënt verwacht bijvoorbeeld minder pijn, bijvoorbeeld door een overtuigend betoog van de therapeut over de behandeling. Men spreekt van placebo-effect. Een placebo-effect is een *afname van klacht of symptoom op basis van de perceptie van een therapeutische situatie of invloed* (Benedetti 2009; van Cranenburgh 2014). Geeft men de patiënt naloxon (een stof die de endorfinen blokkeert), dan wordt het placebo-effect aanzienlijk minder: een bewijs dat endorfinerge pijnremmende systemen een rol spelen bij het tot stand komen van het placebo-effect. Bij het *nocebo-effect* zien we het omgekeerde: de patiënt verwacht meer pijn, bijvoorbeeld door het lezen van de bijsluiter, negatieve informatie van de dokter (versmalde wervelspleten, osteofyten), door negatieve informatie over de therapeut, door artikelen in boulevardbladen.

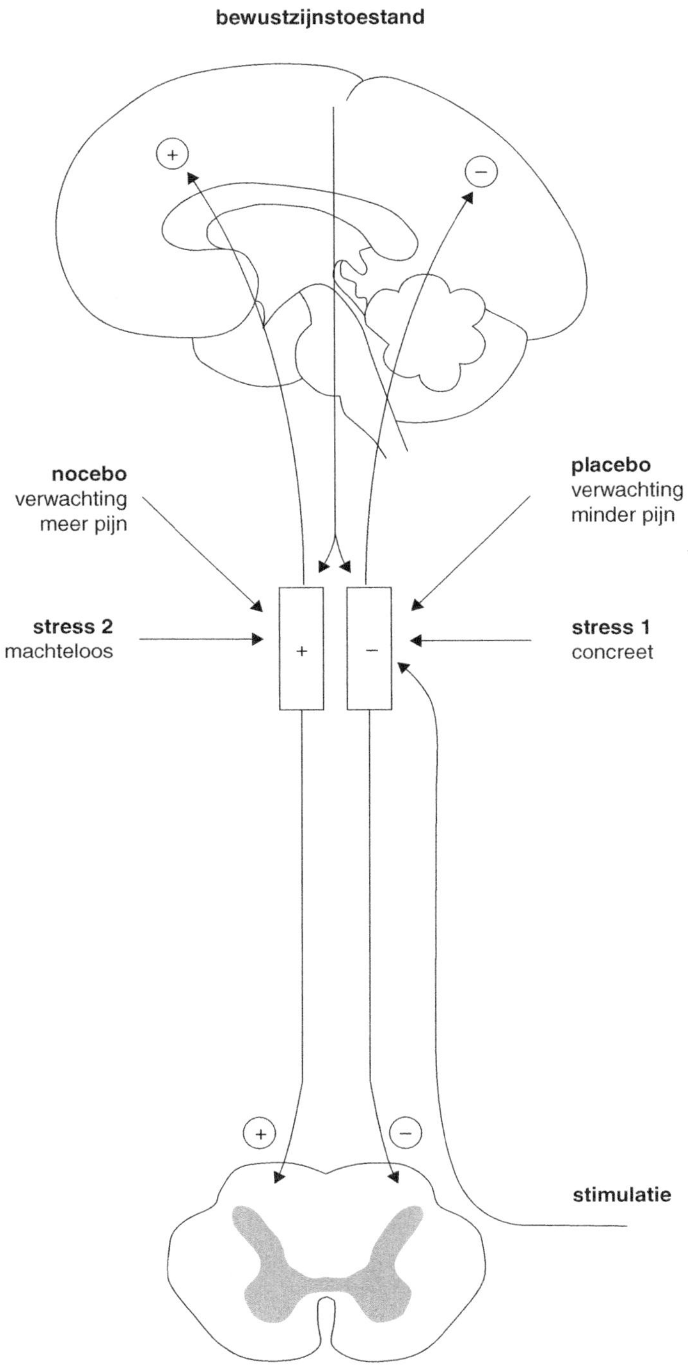

Figuur 9.5 Pijnmodulerende systemen. Er zijn pijnremmende en pijnstimulerende systemen. Placebo- en nocebo-effecten komen deels via deze systemen tot stand.

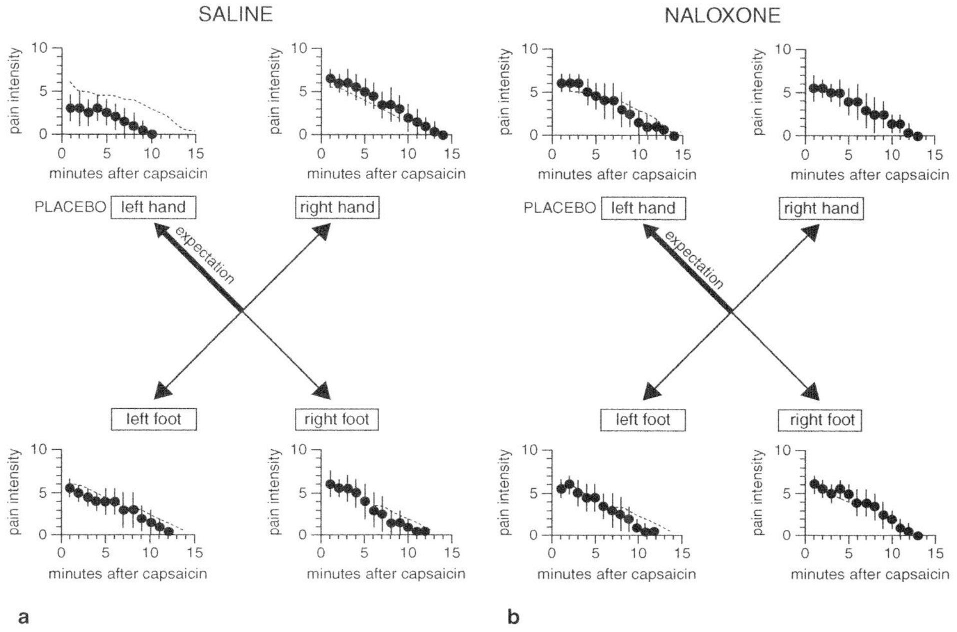

Figuur 9.6 Placebo-effect: naloxon-ophefbaar. Capsaïcine-injecties op handen en voeten geven pijn die na ongeveer 15 minuten verdwenen is (*curves*). Op de linkerhand wordt een zogenaamd neutraliserende zalf gesmeerd. De ervaren pijn aan de linkerhand is duidelijk minder (en niet aan andere hand of voeten). Herhaalt men het experiment na het geven van naloxon, dan is het placebo-effect opgeheven.

Placebo- en nocebo-effecten kunnen zeer krachtig zijn, hetgeen blijkt uit talrijke placebo-experimenten. Figuur 9.6 geeft een voorbeeld.

Aan beide handen en voeten wordt een injectie gegeven met een pijnlijk prikkelende stof: capsaïcine. De proefpersonen melden pijn (7 op een schaal van 10), die in ongeveer 15 minuten afneemt tot nul. Nu wordt op de linkerhand een zalfje gesmeerd, waarvan gezegd wordt dat het neutraliserend werkt (zuur-base, plus-min, yin-yan, hoe men dat ook wil zeggen), maar dat in werkelijheid geen werking heeft. Echter, de verwachting doet ook zijn werk: duidelijk is te zien dat de proefpersoon aan de linkerhand minder pijn aangeeft! De door het placebo-effect teweeggebrachte pijnvermindering is dus gelokaliseerd: de verwachting is gericht op de linkerhand, het effect treedt selectief op in de linkerhand.Herhaalt men dit experiment na het geven van naloxon (blokkeert endorfinewerking), dan zien we dat het effect verdwenen is. Het effect van de verwachting komt blijkbaar tot stand via een endorfinerg pijnremmend systeem: de cognitie beïnvloedt de fysiologie!

Ook het experiment van Price en Bushnell (2004) in fig. 9.7 laat de kracht van de verwachting overtuigend zien. Via functionele MRI wordt 'ingezoomd' op de gyrus cinguli anterior, een structuur die belangrijk is voor de affectieve component van de pijn.

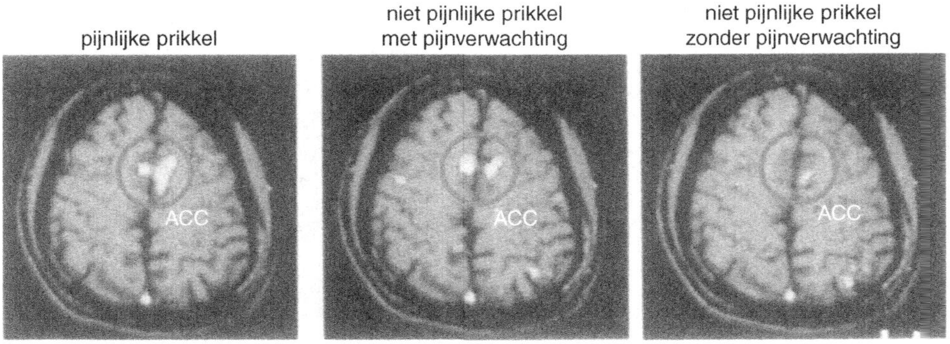

Figuur 9.7 De kracht van de verwachting. Links: pijnlijke prikkel wordt gegeven met waarschuwing. Midden: niet-pijnlijke prikkel, echter met waarschuwing 'pijnlijk'. De geactiveerde plek in de gyrus cinguli is vrijwel even groot. Rechts: niet-pijnlijke prikkel, die ook als zodanig wordt aangekondigd.

Links: stimulus = 9, pijn = 9.
Een krachtige, pijnlijke prikkel wordt aangekondigd en gegeven, en ook als zodanig ervaren.
Midden: stimulus = 4, pijn = 8.
Er wordt een niet-pijnlijke prikkel gegeven, echter met de aankondiging 'pijnlijk'. De stimulus wordt als pijnlijk ervaren en de geactiveerde plek is vrijwel even groot.
Rechts: stimulus = 4, pijn = 4.
Er wordt een niet-pijnlijke prikkel gegeven die ook als zodanig wordt aangekondigd: nu is het actieve plekje veel kleiner geworden. De proefpersoon ervaart weinig pijn.
Conclusie: ideeën en verwachtingen hebben een krachtige invloed op pijn.

Ten slotte

Er zijn allerlei stimulatietherapieën, van acupunctuur tot manuele therapie, die in onze huidige maatschappij een vaste plaats hebben. Patiënten hebben blijkbaar baat bij deze therapieën. Veel therapieën liggen aan of net over de rand van wat wij reguliere geneeskunde noemen. Een exacte scheiding tussen regulier en alternatief is eigenlijk niet te geven. Vroeger werd lacherig gedaan over het placebo-effect. Nu is het effect van de verwachting op allerlei manieren hard gemaakt: het placebo-effect 'hoort er helemaal bij'. Meditatie en hypnose waren vroeger vaag en soft. Nu zijn er harde bewijzen met beeldvormende technieken. Een serieuze bestudering van allerlei niet-westerse geneeswijzen, alsmede bepaalde vormen van fysiotherapie, stimulatietherapie en injectietherapie is op theoretisch neurofysiologische gronden zeker op zijn plaats. De reflexwegen van de periferie naar het 'verborgene' zijn een neurofysiologische realiteit. Neurofysiologische experimenten zijn echter schaars, en vrijwel uitsluitend beperkt tot proefdieren onder anesthesie. Er zijn echter experimenten denkbaar waarbij men veranderingen van de orgaanfunctie (hartfrequentie, ECG, maagzuurproductie, motiliteit van het maag-darmkanaal, contracties van de blaas enz.) bij bepaalde therapeutische applicaties vastlegt. Het zou echter een misverstand zijn te denken dat therapieën alleen maar effectief kunnen zijn wanneer ze theoretisch onderbouwd zijn (Taylor 1983). Een wetenschappelijk verantwoorde, empirische vaststelling van de effecten van therapieën zou al een belangrijke stap voorwaarts zijn (*evidence-based medicine*!).

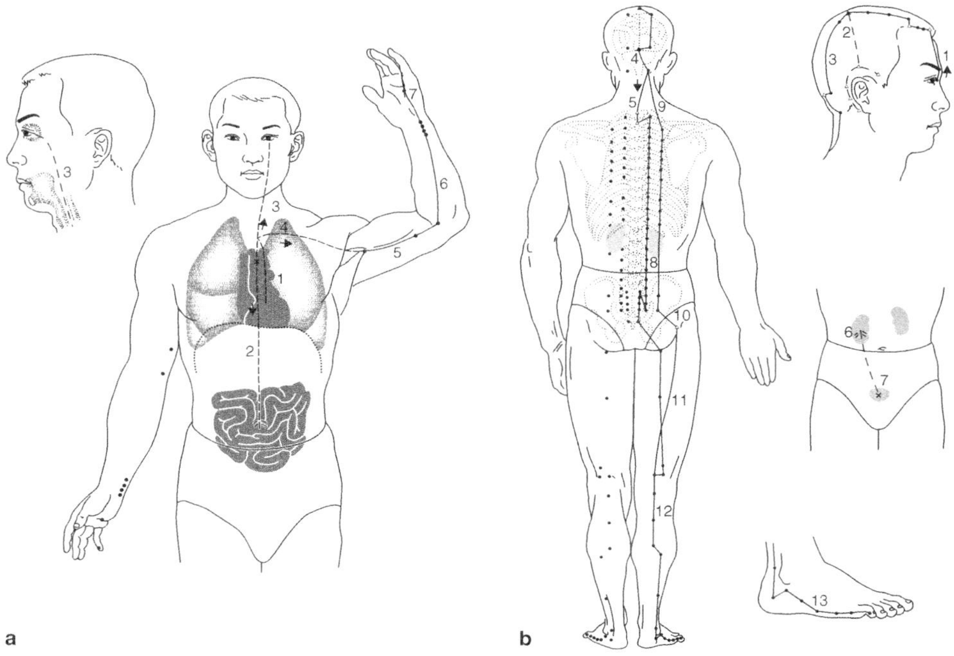

Figuur 9.8 a hartmeridiaan b blaasmeridiaan.

Toegift

Figuur 9.8 toont de hart- en de blaasmeridianen met acupunctuurpunten. Het verloop van de hartmeridiaan via sternum naar pupil en via schouder naar ulnaire onderarm is frappant. Ook het verloop van de blaasmeridiaan langs de achterzijde van het been naar de kleine teen is opvallend (sacrale segmenten).

Vicieuze cirkels

Samenvatting

De in dit boek beschreven reflexwegen kunnen leiden tot het ontstaan van vicieuze cirkels. Via een uitlokkende factor kan een reeks van veranderingen/klachten in gang gezet worden. Het resultaat is een complex klachtenpatroon waar we moeilijk wijs uit kunnen worden. Een interessante gedachte is dat door het ontstaan van dergelijke vicieuze cirkels klachten/aandoeningen van ingewanden gekoppeld kunnen worden aan veranderingen aan rug en langs wervelkolom. Een zorgvuldige anamnese kan bijdragen aan het ontrafelen van de wijze waarop zo'n complex klachtenpatroon zich ontwikkeld heeft. Het concept van de vicieuze cirkel heeft zowel diagnostische als therapeutische implicaties.

10.1 Voortdurende klachten

De hiervoor behandelde interactiewegen kunnen voor de geneeskunde van belang zijn, omdat hierdoor verklaard kan worden dat klachten soms in stand worden gehouden. Onder bepaalde omstandigheden kunnen blijkbaar vicieuze cirkels ontstaan, zodat de klacht voortduurt en de oorspronkelijke bron van het kwaad gemaskeerd wordt. We geven twee voorbeelden van dergelijke vicieuze cirkels:

1. *Spierkramp* heeft de neiging zichzelf te versterken, ongeveer als volgt:
   - Er is een beschadigende prikkel in de spier (bijv. een klein letsel door overbelasting).
   - Hierdoor worden nociceptieve afferenten in de spier gesensitiseerd/geactiveerd ('pijnvezels').
   - Deze prikkels activeren in het ruggenmerg motoneuronen (analoog aan de terugtrekreflex bij pijnlijke verwonding).
   - De spier spant aan en komt in een voortdurende contractietoestand (hypertonie).
   - Deze continue contractie bemoeilijkt de circulatie van de spier; deze wordt ischemisch.
   - De ischemie vormt weer een prikkel voor de 'pijnvezels' in de spier.
2. *CRPS* (complex regionaal pijnsyndroom). Livingston beschreef al in 1943 hoe vicieuze cirkels op gang komen:
   - Een verwonding kan een uitlokkende factor zijn (brandwond, fractuur).
   - Een 'abnormaal' impulspatroon bereikt het ruggenmerg.
   - Achterhoornneuronen worden geactiveerd/gesensitiseerd.
   - Motoneuronen in de voorhoorn en sympathische neuronen in de zijhoorn worden geactiveerd.
   - Hierdoor ontstaan immobilisatie, spierkramp, vasoconstrictie en ischemie, die een nieuwe bron van abnormale input kunnen vormen.
   - De sensitisatie en activatie in het ruggenmerg neemt weer toe.

Een voortdurende contractietoestand, als ook voortdurende sympathische activatie, kan op den duur zelfs leiden tot anatomische veranderingen in spieren, botten en gewrichten, wat weer aanleiding kan zijn voor nieuwe klachten. Bij CRPS zijn deze veranderingen nogal kenmerkend: veranderde huid en nagels, gewrichtsafwijkingen, botontkalking.

10.2 De rug als venster voor de ingewanden?

Door verschillende auteurs (o. a. Lewit 1977; Kunert 1975; Korr 1978) wordt beschreven dat rugspieren en wervelkolom op een of andere wijze betrokken kunnen raken bij dergelijke vicieuze cirkels. Hierbij speelt dan de dorsale tak van de spinale zenuw een belangrijke rol (de spinale zenuw vertakt zich na het verlaten van het wervelkanaal in een dorsale tak naar de axiale musculatuur, wervelkolom en rughuid, een laterale tak voor de flank en een ventrale tak naar ledematen, ventrale lichaamszijde en ingewanden, ► fig. 4.12). Op deze wijze kan men komen tot de beschrijving van een soort 'vicieuze achtbaan', zoals in ■ fig. 10.1 is weergegeven. Deze achtbaan moet niet al te letterlijk genomen worden; het is slechts een samenvatting van wat mogelijk is. Een concrete uitwerking zou de volgende kunnen zijn:

1. Een orgaan is gestoord, bijvoorbeeld door een beginnende maagzweer.
2. Via viscero-afferenten wordt het ruggenmerg geactiveerd ter plaatse van de corresponderende segmenten (in het geval van de maag Th6 tot en met Th9).

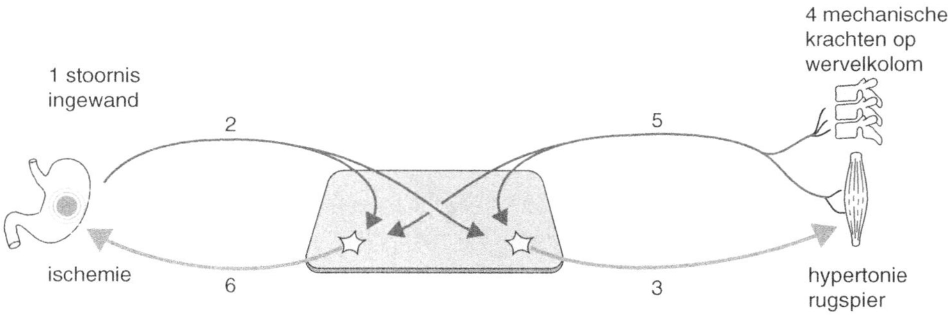

Figuur 10.1 Vicieuze 'achtbaan'. Via reflexwegen (volg de nummers 1 tot en met 6) bestaat er een relatie tussen de wervelkolom en de ingewanden. Voor uitleg zie tekst.

3. In het ruggenmerg worden hierdoor motoneuronen geactiveerd (somato-efferenten), waardoor bijvoorbeeld delen van de m. erector spinae hypertoon worden (myotoom Th6 tot en met Th9).
4. Door deze spierhypertonie kunnen somato-afferenten in structuren rond de wervelkolom geactiveerd worden. Hierbij kunnen plaatselijke ischemie ten gevolge van spierhypertonie en prikkeling van kapsels en ligamenten door veranderde mechanische krachten een rol spelen.
5. Deze activiteit bereikt weer het ruggenmerg, waar bijvoorbeeld sympathische efferenten in de zijhoorn geactiveerd worden.
6. Door deze sympathische activiteit kan onder andere vasoconstrictie in en rond het maaggebied worden opgewekt (of eventueel in andere segmentaal overeenkomende organen). De hierdoor ontstane ischemie is dan een extra prikkel in een toch al gestoord orgaan.

Een dergelijk samenspel van vicieuze cirkels kan zich in verschillende symptomen uiten:
- verhoogde spierspanning in de rug;
- rugpijn;
- anatomische veranderingen aan de rug, bijvoorbeeld scoliose;
- stoornissen van de maagfunctie.

Volgens Kunert (1972) vormt de rug een soort 'venster' op de ingewanden: de toestand van de ingewanden manifesteert zich door segmentaal geordende, waarneembare verschijnselen aan de rug (diagnostisch belang). Aan de andere kant kan men de rug opvatten als een 'therapeutisch bedieningspaneel' voor de ingewanden: door manipulaties aan de rug kan het functioneren van ingewanden gericht beïnvloed worden. Dit is natuurlijk nogal speculatief, maar wel een interessante gedachte.

10.3 SOLK (somatisch onverklaarde lichamelijke klachten)

Het wordt vooral moeilijk wanneer meer symptomen tegelijk aanwezig zijn. We hebben dan te maken met een totaalsyndroom, waarbij de oorspronkelijke bron van het kwaad niet zo gemakkelijk kan worden opgespoord. We denken dan onder andere aan talrijke onbegrepen klachten die wij tegenwoordig samenvatten onder te term SOLK, somatisch onverklaarde lichamelijke klachten. Het zorgvuldig afnemen van de *anamnese* is in dit soort gevallen van groot belang.

In het verhaal van de patiënt kan soms een bepaalde volgorde van gebeurtenissen en klachten worden gevonden. Het geheel zou in gang gezet kunnen zijn door een maagzweer, waarvoor als hoofdoorzaak psychische spanning kan worden aangewezen. Ook kan blijken dat de klachten begonnen zijn onmiddellijk na een letsel in de nek of de rug, bijvoorbeeld subluxatie van een wervel door een sportletsel. Op deze wijze kan men soms reconstrueren hoe zo'n totaalpatroon van klachten ontstaan is.

Uiteraard vormde het voorgaande slechts een voorbeeld. Er zijn veel varianten op dit vicieuze-cirkelprincipe mogelijk. Het vicieuze-cirkelmodel is voor de praktijk vooral een handig verklaringsmodel voor:

- het samengaan van uiteenlopende klachten en afwijkingen;
- het blijven bestaan van klachten wanneer de oorspronkelijke afwijking allang verdwenen is;
- het feit dat veel klachten en/of afwijkingen gemaskeerd kunnen worden door andere klachten, dat wil zeggen diagnostische dwaalsporen;
- somatisch onverklaarde lichamelijke klachten (SOLK).

Het denken in segmentale reflexwegen en vicieuze cirkels kan aanleiding zijn voor een andere wijze van waarnemen en denken. Lagerugpijn kan men bijvoorbeeld opvatten als een reflex-hypertonie die vanuit een primaire ingewandsstoornis is opgewekt; spijsverteringsstoornissen kunnen in verband worden gebracht met afwijkingen van wervelkolomstructuren. In de neurowetenschappen is het denken in *circuits* altijd fundamenteel geweest; zelfs ver van elkaar verwijderde delen van het zenuwstelsel kunnen functioneel aan elkaar gekoppeld zijn door 'resonerende' neuronale activiteit (Livingston 1943). Nieuwe inzichten met betrekking tot plasticiteit en sensitisatie ondersteunen dit vicieuze-cirkelconcept.

Psychosomatische samenhang en summatie van factoren

Samenvatting

Bij het ontstaan van klachten, bijvoorbeeld chronische pijn, spelen vaak somatische, psychologische en sociale factoren een rol. Een lokale segmentale activatie, zoals een nekletsel (whiplash), kan in combinatie met een machteloze stresssituatie (bijvoorbeeld ontslagdreiging) tot een manifeste klacht leiden. De vraag of de oorzaak van de klachten somatisch of psychisch is, is dan niet relevant: het is juist de combinatie. Het lijkt goed om de manifestatie van segmentale symptomen ook in deze context te bezien.

11.1 De rol van de psyche

Mensen met precies dezelfde anatomische afwijking blijken toch totaal verschillende klachten te kunnen hebben. Hoe is het mogelijk dat bepaalde verschijnselen (bijv. segmentale) of vicieuze cirkels niet bij iedereen ontstaan? Dit moet wel te maken hebben met talrijke andere factoren en invloeden die individueel sterk kunnen verschillen. Een mens is immers geen vast 'input-outputsysteem'. Dit is al duidelijk op het niveau van reflexen. Men kan bijvoorbeeld een hete pan vastpakken en op tafel zetten en daarbij een terugtrek- of loslaatreactie geheel onderdrukken. Dezelfde hitteprikkel zou onder andere omstandigheden misschien een zeer abrupte reactie hebben uitgelokt. Iemand die bijvoorbeeld ooit een vreselijk ongeluk heeft meegemaakt met hete olie, zal in zo'n situatie heel anders reageren. Zelfs een kniepeesreflex is sterk afhankelijk van de toestand en instelling van het individu (jendrassikmanoeuvre: vingers in elkaar haken en krachtig trekken). Bij psychisch gespannen mensen zijn de reflexen zeer levendig, bij afleiding wordt de kniepeesreflex vaak sterker, bij specifieke aandacht voor de reflex juist zwakker; bij huidreflexen is dit weer omgekeerd. Uit dit alles blijkt dat de toestand van het individu en psychische factoren van beslissende betekenis kunnen zijn voor het op gang komen van reflexen.

Daarbij komt dat ieder individu getekend is door plastische veranderingen die te maken hebben met zijn eigen unieke verleden. Een musicus heeft conservatorium gedaan en heeft daardoor een specifiek 'muziekbrein' ontwikkeld, een brein dat verbindingen bevat die uniek zijn voor de musicus, bijvoorbeeld speciale connecties tussen de gehoorschors en de motorische schors. Maar ook negatieve ervaringen hebben hun 'plastische beslag': een soldaat die jarenlang in woestijnen met landmijnen gediend heeft, heeft (uiteraard) overgevoelige voetzolen ontwikkeld: iets hards kan fataal zijn. In oorlogsgebied kan een "klikje" een schot betekenen: niet raar dat oorlogsveteranen vaak overgevoelig zijn voor geluid. Het kind dat mishandeld of misbruikt is, kan specifiek overgevoelig zijn voor bepaalde stimuli. Ons zenuwstelsel is plastisch en wordt specifiek gevoelig voor relevante stimuli.

11.2 Optelling van factoren

Dergelijke factoren spelen natuurlijk ook mee bij het op gang komen van segmentale reflexen en vicieuze cirkels. ◘ Figuur 11.1 geeft dit vereenvoudigd weer: psychische en somatische factoren worden als het ware bij elkaar opgeteld. Wanneer bijvoorbeeld een lichte verrekking van een ligament optreedt (sportletsel), veroorzaakt dit een lichte subliminale ('onderdrempelige') activatie binnen een of meer segmenten, dat wil zeggen: de neuronen zijn wel geactiveerd en in een 'alertere' toestand, maar *op zichzelf* zijn deze prikkels onvoldoende om zenuwimpulsen op te wekken. De neuronen staan 'op scherp' (facilitatie, sensitisatie).

Men kan twee soorten stress onderscheiden: stress met een concreet doel, en machteloze stress. Bij stress met een concreet doel worden alle lichaamsfuncties ingesteld op presteren, het behalen van het doel (overleven, finish, werkstuk). Dit is eigenlijk gezonde stress die prestatieverhogend werkt. Bij deze vorm van stress wordt pijn vaak minder (*stressanalgesie*). Bij de tweede vorm van stress is er geen duidelijk doel: het individu heeft te weinig informatie, weet niet wat hem te doen staat, is machteloos. In zulke situaties worden alle zintuiglijke vensters opengezet: een ultieme poging om meer informatie te krijgen. Voorbeelden van dit soort stress zijn: ontslagdreiging, wachten in file, conflicten op werk, in huwelijk, in oorlog, situaties waarover men geen controle heeft. Dan ontstaat vanuit de hersenen extra activatie, die via afdalende

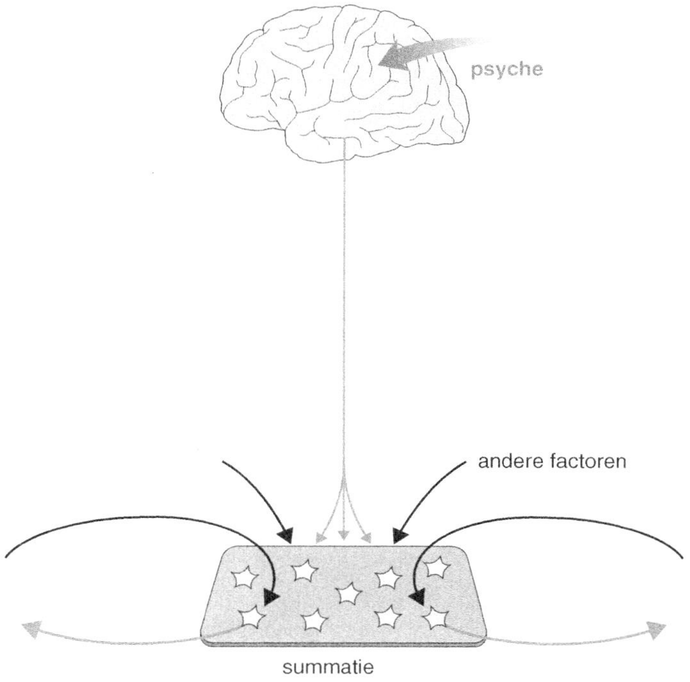

Figuur 11.1 Summatie van factoren. Het ontstaan van een segmentaal symptoom kan afhankelijk zijn van de optelsom van verschillende factoren, zowel psychische als somatische (psychische spanning, lokale verwonding, interne aandoeningen enz.).

banen het ruggenmerg bereikt. Daar wordt alles 'op scherp' gezet: een geringe extra prikkel vormt de druppel die de – segmentale – emmer doet overlopen.

Er zijn echter meer wegen waarlangs psychische spanning een latente overprikkeling manifest kan maken. Zo kan bijvoorbeeld een continue lichte hyperventilatie ontstaan, die op zichzelf nauwelijks wordt bemerkt. Hierdoor verandert de elektrolytenbalans en daarmee samenhangend de zuurgraad. De lichte alkalose in de lichaamsvloeistoffen die het gevolg is, veroorzaakt een toename van de prikkelbaarheid van zenuwweefsel (sensitisatie), zodat segmentale reflexen of vicieuze cirkels gemakkelijker op gang komen. Uiteraard gebeurt dit vooral daar waar de neuronen toch al 'op scherp' staan. Een min of meer gegeneraliseerd effect (zuurgraad) kan dus een lokale reactie uitlokken. Figuur 11.2 geeft het principe hiervan weer: een nekletsel (bijv. whiplash) kan in combinatie met psychische spanning manifeste nekpijn veroorzaken.

Op dezelfde wijze kunnen andere factoren in het spel zijn: Figuur 11.3 geeft aan langs welke wegen psychische processen invloed kunnen hebben op het lichaam. Een verdere uitwerking hiervan valt echter buiten het kader van dit boek. Een uitgebreide beschrijving van psychosomatische mechanismen is te vinden in ► H. 11 van het boek *Neurowetenschappen* (van Cranenburgh 2014). In ► H. 13 van het boek *Pijn, vanuit een neurowetenschappelijk perspectief* wordt de rol van psychosomatische processen bij het tot stand komen van pijn beschreven (van Cranenburgh 2014).

Wezenlijk is dat de psychische factor en de somatische factor op zichzelf geen van beide tot manifeste klachten hoeven te leiden. Juist door de optelsom van meer factoren wordt er een grens overschreden. Zo bezien is de vraag of de dan optredende klacht een somatische dan wel

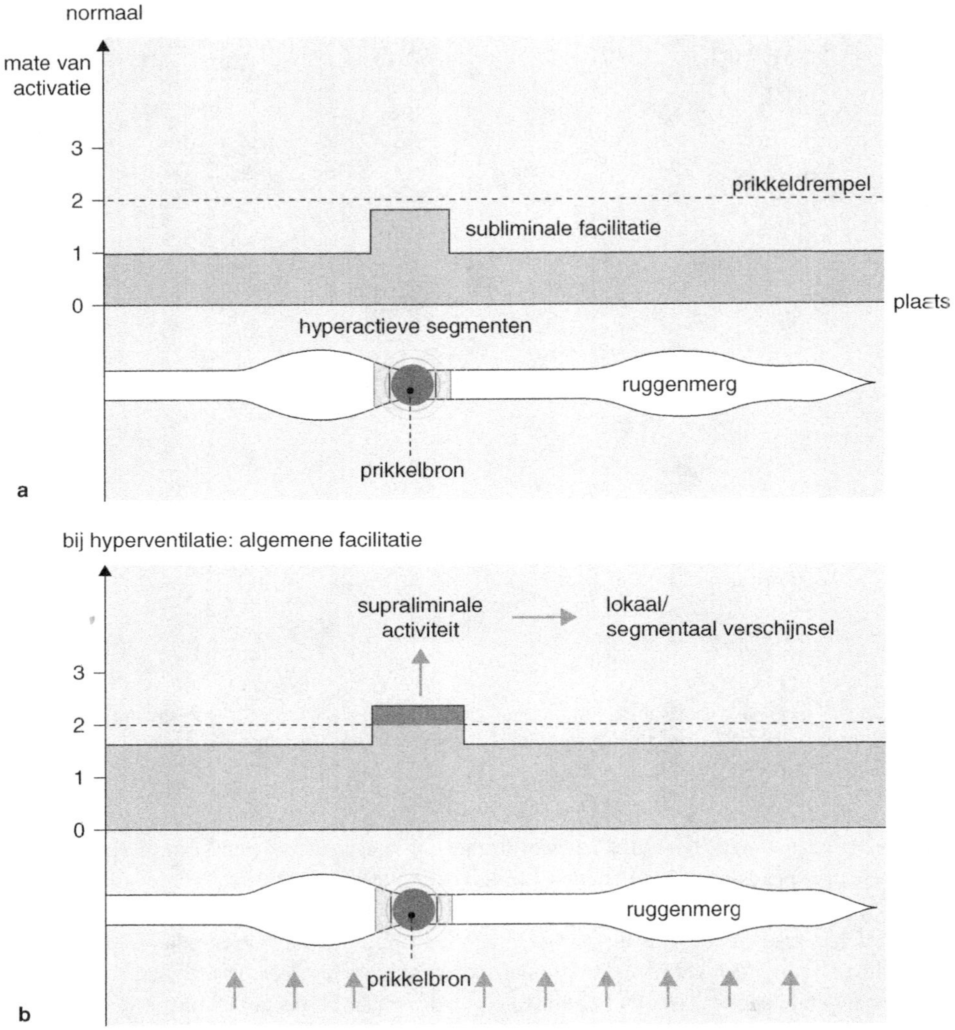

Figuur 11.2 Summatie van factoren. **a** Door een orgaanafwijking zijn enkele segmenten subliminaal gefaciliteerd. **b** Door hyperventilatie neemt de prikkelbaarheid van neuronen toe; de segmentale verschijnselen komen tot uiting: een algemene factor veroorzaakt een lokaal symptoom.

psychische basis heeft, eigenlijk fundamenteel onjuist! Helaas wordt deze vraag maar al te vaak gesteld. Het wordt tijd om de onlosmakelijke verbondenheid van soma en psyche als feit te accepteren. Zo kan men stellen dat het sportletsel tot manifeste klacht wordt onder invloed van psychische spanning. Of juist andersom: de psychische spanning wordt tot manifeste klacht door het sportletsel. Geen van beide is waar of onwaar! Wie voelt zich aangesproken? De fysiotherapeut vanwege het sportletsel? De psycholoog vanwege de psychische spanning? Wie dan ook, het is belangrijk het hele plaatje te zien: het gaat juist om de combinatie van biologische, psychologische en sociale factoren.

Uit een dergelijk model volgt ook dat men bij de therapie zowel een psychische (bijv. relaxatietraining) als organische invalshoek (bijv. manuele therapie) kan gebruiken; beide kunnen

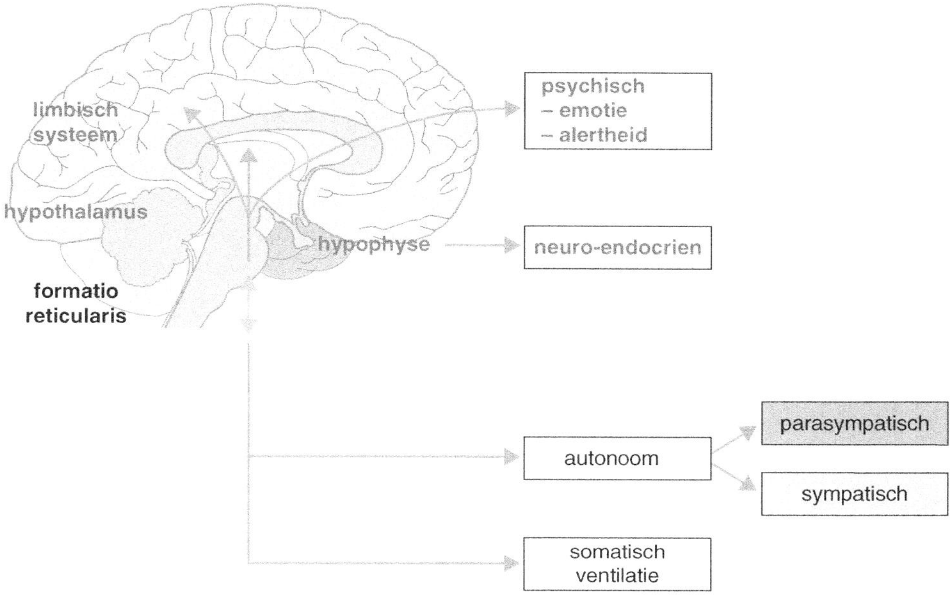

Figuur 11.3 Psychosomatische wegen zijn belangrijk voor het slaan van een brug tussen psychische en somatische functies. Er zijn meer effecten dan alleen maar sympatisch.

effectief zijn. Is dit misschien de oorzaak dat vanuit sterk uiteenlopende disciplines successen worden gemeld?

Als voorbeeld kozen we hier de optelling van een psychische factor (spanning) en een somatische factor (sportletsel). Het model is echter veel algemener. Bij een recent onderzoek van Phillips et al. (2003) werd stimulatie van de oesofagus gecombineerd met prettige of onprettige afbeeldingen. In combinatie met onprettige afbeeldingen werd dezelfde oesofagusprikkeling als veel onaangenamer ervaren. Parallel daaraan bleek een grotere activatie van delen van het limbisch systeem op te treden. De auteurs concluderen dat een op zichzelf niet-pijnlijke prikkel pijnlijk kan worden in een negatieve emotionele context. Bij een ander onderzoek (Younger et al. 2010) werd gekeken wat de invloed was van:

1. een foto van een geliefde,
2. een foto van een neutrale kennis,
3. een afleidende cognitieve taak,

op het ervaren van een experimentele pijnprikkel. De proefpersonen scoorden minder pijn wanneer zij naar de foto van de geliefde keken, maar ook wanneer ze met de cognitieve taak bezig waren. Zowel cognitieve als emotionele factoren bepalen blijkbaar mede hoe sterk een andere prikkel subjectief wordt ervaren. Zo kan men zich voorstellen dat een vrouw die een kind baart onder negatieve omstandigheden (problematisch gezin, ongezellig ziekenhuis) meer baringspijn zal ervaren: dezelfde rek van het baringskanaal kan meer of minder pijn veroorzaken, afhankelijk van de context. Deze recent onderbouwde inzichten hebben verstrekkende consequenties. Medische instellingen worden vaak als negatief ervaren: overbelast personeel, te weinig aandacht, belerende bejegening. Weinig patiënten vinden het verpleeghuis leuk, velen hebben pijn, angst of verdriet. Wat zou er met deze klachten gebeuren wanneer de omgeving gezellig en uitnodigend wordt (therapeutisch milieu)? Wij denken in termen van zorg als product en efficiency, maar slaan daarbij de verkeerde weg in.

Alle factoren en afwijkingen die de gevoeligheid en activiteitstoestand van het zenuwstelsel kunnen beïnvloeden, kunnen in allerlei combinaties bij elkaar opgeteld tot manifeste symptomen leiden. Het op gang komen van reflexwegen of vicieuze cirkels verschilt daarbij sterk per individu. Mensen verschillen immers van elkaar in bouw, fysiologie, psychische eigenschappen en culturele achtergrond. Somatische, psychische en sociale factoren spelen alle een rol. De rol van deze factoren is bepaald niet vast of voorspelbaar, omdat leerprocessen hierin verandering kunnen aanbrengen. De tamelijk grote verschillen in het klachtenprofiel bij mensen met verschillende culturele achtergronden zijn zeker hierop terug te voeren. Goed om te beseffen dat er talrijke factoren zijn waarop wij wél invloed kunnen uitoefenen: contexten en leefomgevingen kunnen veranderd worden, we kunnen aandacht hebben voor wat de patiënt bezighoudt (luisterend oor), we kunnen onze beperkte somatische gerichtheid vervangen door een brede bio-psycho-sociale attitude.

Eenvoudig segmentaal onderzoek

Samenvatting

Onderzoek van segmentale verschijnselen wordt met eenvoudige middelen verricht: onze eigen zintuigen, de tactiele en visuele waarneming. Er komen geen technologische middelen aan te pas. De waargenomen verschijnselen hebben een diagnostische waarde. Sommige verschijnselen hebben vooral een links-rechtsbetekenis (bijv. pupilverwijding, glansoog), andere zeggen ook iets over het segmentniveau (bijv. hypertone spierzones). Het waarnemen van de soms subtiele verschijnselen vergt enige oefening, maar kan een belangrijke bijdrage leveren aan de vroegdiagnostiek van interne aandoeningen.

Hierna wordt in het kort enkele verschijnselen beschreven die van belang kunnen zijn voor de segmentale diagnostiek. Een deel van de verschijnselen heeft geen segmentale betekenis in de strikte zin van het woord, maar differentieert vooral tussen links en rechts (*Seitenregel*); een ander deel zegt specifiek iets over het segmentale niveau van de afwijking (*Segmentregel*).

12.1 Het aangezicht

▪ Eenzijdige pupilverwijding

De pupillen zijn door de eenzijdige verwijding ongelijk van grootte: anisocorie. Dit symptoom is alleen zichtbaar bij gelijkmatige, niet te sterke belichting. Provocatie is mogelijk door donkeradaptatie, atropine (een parasympathicolyticum, d.w.z. een pupilverwijder) of 'schrik' (bijv. plotseling een moeilijke opdracht geven). Het gaat dus om situaties waarin de sympathische invloed op het oog groot en de parasympathische invloed klein is. De patiënt moet in de verte kijken, omdat anders ten gevolge van accommodatie pupilvernauwing optreedt. Het symptoom heeft vooral links-rechtsbetekenis.

Differentiële diagnose: anisocorie kan fysiologisch zijn, of het gevolg van een neurologische stoornis (bijv. syndroom van Horner aan het andere oog, letsel van de n. oculomotorius).

▪ Eenzijdig glansoog

Dit verschijnsel wordt veroorzaakt door vermeerderde tranenvloed aan één zijde. Het oog puilt ook enigszins naar buiten. Analogie: prikkeling van de traansecretie door een vuiltje in het oog. Het symptoom heeft vooral links-rechtsbetekenis. Kennelijk wordt de traansecretie (n. VII) beïnvloed door asymmetrische activiteit in het centrale zenuwstelsel.

▪ Eenzijdige gelaatskramp (*Verkrämpfung*), mimische asymmetrie

Een 'onbevangen' blik is van groot belang; het symptoom is zeer vluchtig en verdwijnt gemakkelijk bij bewuste mimiek (bijv. het trekken van een vriendelijk gezicht). Het symptoom heeft vooral links-rechtsbetekenis.

Differentiële diagnose: gelaatsasymmetrie kan aangeboren zijn, maar meestal is dan ook anatomische asymmetrie (positie van ogen of neus) aanwezig; aangeboren asymmetrie blijft bovendien aanwezig bij actieve mimiek. Bij een centrale facialisparese, bijvoorbeeld ten gevolge van een CVA, verdwijnt de asymmetrie bij emotioneel expressieve bewegingen (lachen, huilen), bij een perifere facialisparese, bijvoorbeeld parese van Bell, is het gelaat bij alle bewegingen asymmetrisch.

▪ Eenzijdige wijdte van de lidspleet

Ook dit verschijnsel heeft vooral links-rechtsbetekenis; het oog aan de aangedane zijde is wijder geopend. Het symptoom wordt echter tegengewerkt door een gelaatskramp!

Differentiële diagnose: hyperthyreoïdie.

Voorgaande vier symptomen komen frequent voor. Hansen en Schliack geven aan dat ze bij meer dan 70% van hun patiënten met orgaanafwijkingen aanwezig waren.

12.2 Houding en spiertonus

▪ Asymmetrische houding

De wervelkolom is naar één zijde gekromd (concaaf naar de geprikkelde zijde), het hoofd wijkt af naar de geprikkelde zijde. Dit is vooral goed zichtbaar aan de rugzijde in zittende houding. Belangrijk is dat de patiënt goed symmetrisch kan zitten, zich dus niet scheef naar de onderzoeker hoeft te wenden. De houding moet zo onbevangen mogelijk zijn.

Differentiële diagnose: andere oorzaken van scoliose en torticollis.

▪ Asymmetrische adembeweging

Dit verschijnsel is zichtbaar maar vooral goed voelbaar met de handen in de flanken. De aangedane zijde blijft achter bij de ademexcursies (kramp in ademhalingsspieren).

Differentiële diagnose: paresen, pneumothorax.

▪ Hypertonie van intercostale spieren

Bij de ademhaling ziet men normaliter het intrekken en het uitpuilen van de intercostale ruimten. Bij hypertonie is dit sterk verminderd. Een goede zijdelingse belichting is hier nuttig.

▪ Passieve beweging van ledematen

Bij het passief strekken van het in de heup gebogen been voelt men bij hypertonie van de m. iliopsoas een duidelijke weerstand (psoasweerstand).

Differentiële diagnose: gewrichtsaandoeningen.

▪ Systematisch onderzoek van spanning in huid, onderhuid en spierlaag

Het onderzoek wordt vooral verricht aan de romp, inclusief de rugzijde, waarbij men gebruikmaakt van de in ► H. 8 beschreven palpatievormen. Volgens Hansen en Schliack kan men hierin gemakkelijk handigheid ontwikkelen. Vaak kan men duidelijke segmentgrenzen vaststellen, en binnen het segment nog maximale zones waarnemen. De schouder verdient speciale aandacht; hypertonie rond het schoudergewricht heeft vooral links-rechtsbetekenis.

Differentiële diagnose: spierinfiltraten, reumatoïde afwijkingen, andere oorzaken van hypertonie (bijv. resttoestand na een CVA).

▪ Asymmetrie van reflexen

Ook dit symptoom kan een uiting zijn van segmentale overprikkeling.

Differentiële diagnose: neurologische aandoeningen.

12.3 Sympathische verschijnselen

▪ Vasomotore veranderingen

Direct zichtbare veranderingen, zonder provocatie, zijn: bleke kleur, rode kleur, cyanotische zones. Denk hierbij ook aan het gelaat; veel orgaanstoornissen kunnen zich daar uiten door veranderingen in vasomotoriek. Een verandering kan geprovoceerd worden wanneer men plotseling dekens weghaalt (afkoeling), waardoor soms een bleke zone zichtbaar wordt (als uiting van vasomotore overgevoeligheid). Veranderde respons van Lewis (dermografie) bij het geven van een scherpe kras op de huid ontstaat een sterkere en langere bleke verkleuring als gevolg van toegenomen vasomotore reactiviteit. Door vasoconstrictie neemt de huidtemperatuur af. Soms kan men een duidelijk temperatuurverschil voelen tussen linker en rechter hand of voet.

Differentiële diagnose: lokale huidaandoeningen, autonome disfuncties.

▪ Pilomotoriek

De functie wordt getest door kippenvel op te wekken door een koudeprikkel (dekens wegslaan) of door kietelen in de flank. In het geval van segmentale overactiviteit breidt het kippenvel zich als een gordel naar voren toe uit, tot aan de middellijn. Men kan ook de tijd meten: aan de aangedane zijde treedt het verschijnsel eerder op en blijft het langer bestaan.

▪ Sudomotoriek

Zweetuitscheiding is zichtbaar, maar vaak beter met de hand voelbaar: een strijkende beweging met de rug van de vingers. Men kan de patiënt afdrogen en daarna observeren waar de eerste zweetdruppels ontstaan. De functie is objectiveerbaar door een kleurstoftest (bijv. ninhydrine) of door meting van de elektrische huidweerstand.

12.4 Pijnzones

▪ Referred pain en hyperalgesie

Betrek bij het onderzoek ook schouder, hoofd en rug. Vraag de patiënt de pijn zo nauwkeurig mogelijk te beschrijven en vraag eveneens naar overgevoelige zones. Hyperalgesie kan worden onderzocht met de neurologische speld; ook kan men een huidplooi tussen de vingers nemen en hier enigszins in knijpen.

NB: bij het onderzoek naar pijn tracht men een onderscheid te maken tussen de verschillende vormen van pijn zoals deze in ▶ H. 8 werden beschreven.

Differentiële diagnose: lokale afwijkingen op de plaats van de pijn.

12.5 Diversen

▪ Orgaanreflexen

Orgaanreflexen kunnen worden vastgesteld door middel van een gerichte tractusanamnese.

▪ Symptomatische herpes zoster

Bij orgaanaandoeningen heeft men in de huid herpes-zosterachtige veranderingen geconstateerd die veel vaker voorkomen dan door het toeval verklaard kan worden (Hansen en Schliack, 1962). In deze gevallen blijkt inderdaad een infectie met het herpesvirus te zijn opgetreden. Waarom dit gebeurt, is niet zo duidelijk. Hansen en Schliack opperen de mogelijkheid dat veranderingen in vasomotoriek een rol spelen (daardoor zou in het desbetreffende segment de weerstand dalen). Een geheel andere mogelijkheid is dat de herpes-zosterinfectie oorzaak is van de orgaanafwijking! Vanuit het spinale ganglion zouden dan viscero-efferenten geprikkeld kunnen worden waardoor de orgaanfunctie verandert.

Differentiële diagnose: huidaandoeningen.

Bij het onderzoek naar de hiervoor genoemde verschijnselen is het van groot belang te weten welke symptomen en afwijkingen *pre-existent* zijn: een symptoom dat allang bestaat, of een restverschijnsel is van een eerder doorgemaakte ziekte, heeft op het moment van het onderzoek minder betekenis. Door het segmentale onderzoek regelmatig te herhalen kan men een indruk krijgen van het verloop van een ziekteproces. Door de gevoeligheid van segmentale symptomen komen interne aandoeningen gemakkelijk in een vroeg stadium tot uiting.

De essentialia in het kort

Samenvatting

Het gedachtegoed van de segmentale relaties kan op drie manieren worden toegepast:

- Pathofysiologisch: welke segmentale verschijnselen ontstaan bij een orgaanaandoening?
- Diagnostisch: hoe kan analyse van segmentale verschijnselen bijdragen aan het diagnostische proces?
- Therapeutisch: hoe kan men segmentale wegen gebruiken om klachten respectievelijk orgaanfuncties te beïnvloeden?

13.1 Pathofysiologisch

- Er is een afwijking in een bepaald orgaan bekend.
- Via de viscero-afferente innervatie kan hieruit worden afgeleid welke ruggenmergssegmenten hyperactief worden.
- Hieruit volgen dan, de segmentale verschijnselen:
  a. referred pain in derma-, myo- en sclerotoom;
  b. hypertonie in myotoom;
  c. sympathische verschijnselen, afhankelijk van de hoogte van het segment, in dezelfde hoger of lager gelegen gebieden van het lichaam.

13.2 Segmentale diagnostiek

- De afwijking is niet bekend.
- Bij het afnemen van de anamnese wordt speciaal gelet op segmentale symptomen.
- De tijdsvolgorde waarin klachten ontstaan, kan een reconstructie opleveren van de wijze waarop een totaalsyndroom is ontstaan.
- Bij het lichamelijk onderzoek noteert men zorgvuldig de eventueel aanwezige segmentale verschijnselen.
- Referred pain, hyperalgesie, hypertone zones en sympathische verschijnselen zijn alle terug te voeren tot een aantal hyperactieve segmenten.
- Bij de gevonden hyperactieve segmenten hoort een aantal kandidaat-organen.
- Bij de vaststelling van deze kandidaat-organen maakt men gebruik van de *Seitenregel* en de *Segmentregel*.

13.3 Segmentale therapie

13

- Er is een afwijking in een bepaald orgaan bekend. Enkele ruggenmergssegmenten zijn hyperactief.
- De therapeutisch bedoelde prikkels zullen deze segmenten moeten bereiken.
- De plaats van prikkelapplicatie is daarom het corresponderende derma-, myo- of sclerotoom.
- De aard en intensiteit van de prikkels bepalen het type vezel dat geprikkeld wordt.
- Het vezeltype dat geactiveerd is, bepaalt het effect dat op ruggenmergsniveau optreedt: excitatie of inhibitie.

Tot slot

Samenvatting

Bij het uitvoeren van segmentaal onderzoek in de praktijk zal men zich steeds moeten realiseren dat de verschijnselen nooit *geïsoleerd* beschouwd mogen worden. Eén enkel teken, symptoom of zone zegt niet zoveel, het is vooral de combinatie van verschillende segmentale verschijnselen die de *waarschijnlijkheid* van een bepaalde orgaanaandoening vergroot.

Bij het uitvoeren van een segmentaal onderzoek in de praktijk zal men zich steeds moeten realiseren dat de verschijnselen nooit *geïsoleerd* beschouwd mogen worden. Eén enkel teken, symptoom of zone zegt niet zoveel, het is vooral de combinatie van verschillende segmentale verschijnselen die de *waarschijnlijkheid* van een bepaalde orgaanaandoening vergroot. Segmentaal onderzoek kan de gebruikelijke wijze van onderzoek nooit geheel vervangen, maar vormt juist een *aanvulling* op de gebruikelijke methoden van inspectie, palpatie en auscultatie. Essentieel is dat het elementaire *waarnemingsproces* centraal staat. Wanneer in de praktijk zou blijken dat inderdaad soms vroegere en betere diagnosen gesteld kunnen worden, zou dit onderzoek natuurlijk een aanwinst zijn. Meer kostbare en belastende onderzoekingen kunnen dan achterwege blijven.

De aard van segmentale symptomen maakt een speciale manier van waarnemen noodzakelijk. Segmentale verschijnselen zijn vluchtig en zeer beïnvloedbaar. In het begin uit een orgaanafwijking zich 'fluisterend', pas later ontstaat een duidelijk 'spreken' en in een nog later stadium dringt het orgaan zich 'schreeuwend' op. Dit 'fluisteren' wordt zeer gemakkelijk overstemd: weet de patiënt dat hij geobserveerd wordt, dan worden veel verschijnselen overdekt door bewuste innervatie. Observatie van de onbevangen patiënt is daarom noodzakelijk, wat in de praktijk niet altijd gemakkelijk te bereiken is. De omgevingscondities zouden enigszins gestandaardiseerd moeten zijn. De patiënt moet zich ontspannen en op zijn gemak kunnen voelen.

Lang niet alle segmentale verschijnselen hebben een duidelijke verklaring. Het glansoog aan één zijde is bijvoorbeeld *gecorreleerd* met afwijkingen van organen aan dezelfde zijde, maar de *causaliteit* is nog onduidelijk. Dit geldt bijvoorbeeld ook voor bindweefselzones en allerlei kleurveranderingen van de huid. Bovendien kunnen segmentale verschijnselen op zichzelf weer oorzaak zijn van andere verschijnselen, waardoor vicieuze cirkels ontstaan: hypertonie – pijn – hypertonie – pijn – enzovoort. Via de viscero-viscerale reflexen kan een afwijking van het ene orgaan zich uiten door een klachtenprofiel dat hoort bij een ander orgaan. In al deze gevallen kan grote onduidelijkheid bestaan over de causaliteit (het kip-en-eiprobleem). Voor een reconstructie van de causale keten is een nauwkeurige *anamnese* van groot belang.

Door de aard van segmentaal onderzoek en therapie is dit vooral geschikt voor de praktijk in de eerste lijn (huisarts en fysiotherapeut). Helaas heeft het verschijnen van dit boekje in 1985 er niet toe geleid dat een inventarisatie en toetsing van de waarde van segmentale verschijnselen hebben plaatsgehad. Nu, anno 2015, moeten we concluderen dat een onderwerp dat van groot praktisch belang zou kunnen zijn, in de klinische praktijk alsook in de wetenschap, nog steeds wordt verwaarloosd. De technologie is dominanter dan ooit.

Literatuur

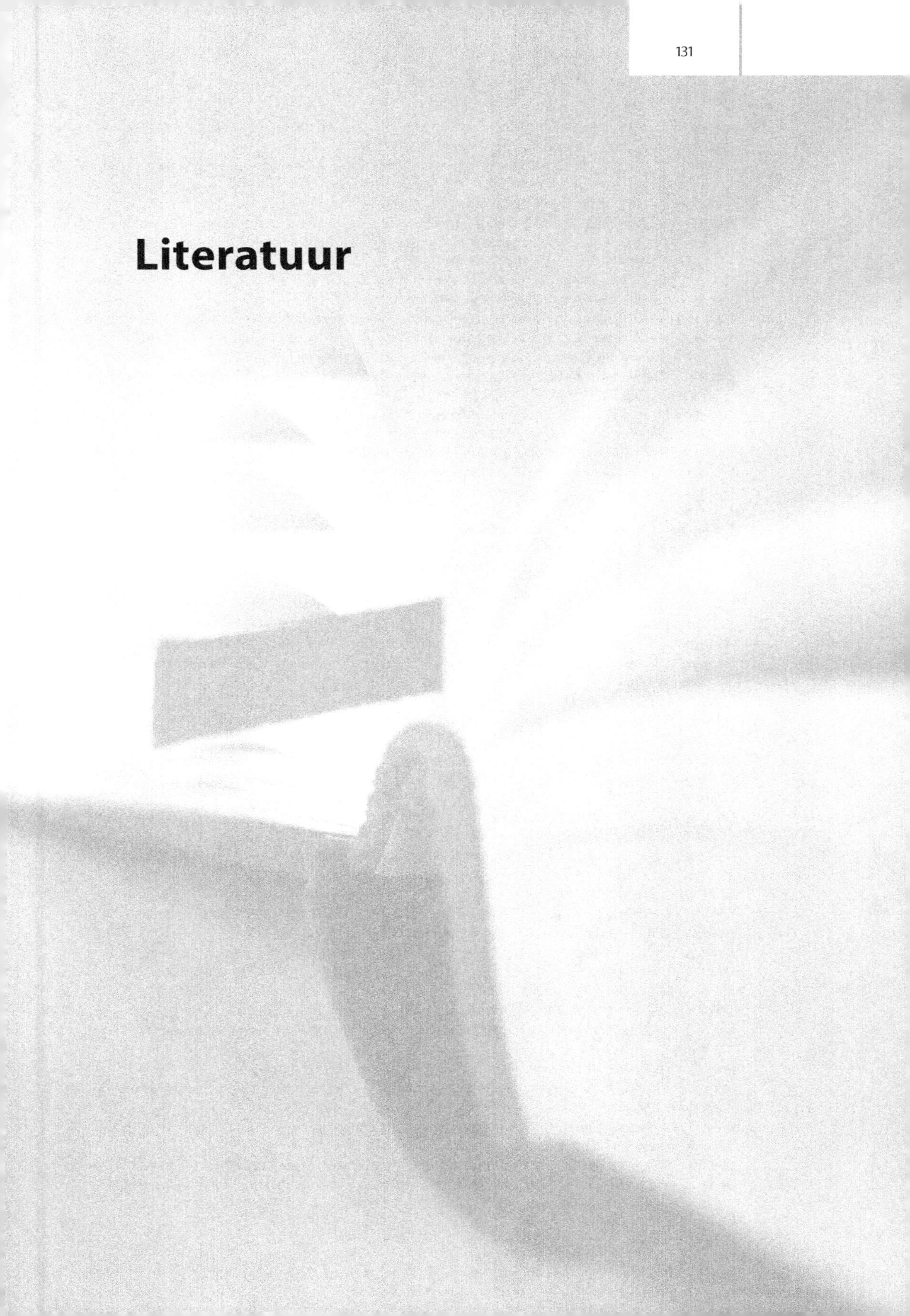

Arendt-Nielsen, L., et al. (2008). Viscero-somatic reflexes in referred pain areas evoked by capsaicine stimulation of the human gut. *European Journal of Pain,12,* 544–551.

Bajaj, P. et al. (2002). Controlled dilatation of the uterine cervix—an experimental visceral pain model. *Pain, 99,* 433–442.

Benedetti, F. (2009). *Placebo-effects*. Oxford: Oxford University Press.

Blumberg, H., Jänig, W. (1983). Changes of reflexes in vaso-constrictor neurons supplying the cat hindlimb following chronic nerve lesions: a model for studying mechanisms of reflex sympathetic dystrophy? *Journal of the Autonomic Nervous System, 7,* 399–411.

Bolk, L. (1910). *De segmentale innervatie van romp en ledematen bij den mensch*. Haarlem: De Erven Bohn, 1910. (Heruitgave, Utrecht: Bohn, Scheltema & Holkema, 1985).

Bonica, J. (1990). *The management of pain* (vol. 1 en 2, 2e druk.). Philadelphia: Lea & Febiger.

Brooks, C. (1983). Newer concepts of the autonomic system's role derived from reductionist and behavioral studies of various animal species. *Journal of the Autonomic Nervous System, 7,* 199–212.

Burns, L. (1907). Viscero-somatic and somato-visceral spinal reflexes. *Journal of the American Osteopathic Association, 7*(2), 249–258.

Camillieri, M. et al. (1984). Effect of somatovisceral reflexes and selective dermatomal stimulation on postcibal antral pressure activity. *American Journal of Physiology, 247,* G703–G708.

Chang, F. (1996). Effect of transcutaneous nerve stimulation on esophageal function in normal subjects—evidence for a somatovisceral reflex. *American Journal of Chinese Medicine, 24,* 185.

Chusid, J. (1978). *Correlative neuroanatomy and functional neurology* (17e druk). Los Altos: Lange Medical Publications.

Cranenburgh, B. van. (1997). *Schema's fysiologie* (4e druk). Maarssen: Elsevier.

Cranenburgh, B. van. (2014a). *Pijn, waarom?* (2e druk). Haarlem: ITON.

Cranenburgh, B. van. (2014b). *Neurowetenschappen, een overzicht* (3e druk). Amsterdam: Reed Business Education.

Cranenburgh, B. van. (2014c). *Pijn, vanuit een neurowetenschappelijk perspectief* (8e druk). Amsterdam: Reed Business Education.

Denny-Brown, D. (1979). *Selected writings of Sir Charles Sherrington (H. 1 en 2)*. Oxford: Oxford University Press.

Dittmar, F., & Dobner, E. (1961). *Die neurotopische Diagnose und Therapie innerer Krankheiten*. Heidelberg: Karl F. Haug Verlag.

Fields, H. (1987). *Pain*. New York: McGraw-Hill.

Foreman, R. (1996). Mechanisms of visceral pain. In: Campbell, J. (red.), *Pain*. Seattle: IASP Press (An updated review).

Garrison, D. et al. (1992). Viscerosomatic convergence onto feline spinal neuron from esophagus, heart and somatic fields: Effects of inflammation. *Pain, 49,* 373–382.

Gebhart, G. (red.). (1995). *Visceral pain*. Seattle: IASP Press.

Giamberardino, M. (2005). Visceral pain. *IASP, Clinical Updates,* 13(6), 1–6.

Gläser, O., & Dalicho, A. (1955). *Segmentmassage*. Leipzig: VEB Georg Thieme Verlag.

Hansen, K., & Schliack, H. (1962). *Segmentale Innervation. Ihre Bedeutung für Klinik und Praxis*. Stuttgart: Georg Thieme Verlag.

Harden, R., et al. (red.). (2001). *Complex regional pain syndrome*. Seattle: IASP.

Henke, C., & Beissner, F. (2011). Illustrations of visceral pain. "Head-less" Head's zones. *Schmerz,* 25(2):138–139.

Jänig, W. (2014). Neurobiologie viszeraler Schmerzen. *Schmerz, 28,* 233–251.

Jänig, W., & Stanton-Hicks, M. (red.). (1996). *Reflex sympathetic dystrophy: A re-appraisal*. Seattle: IASP.

Johnson, R., & Spalding, J. (1974). *Disorders of the autonomic nervous system*. Oxford: Blackwell Scientific Publications Ltd.

Knowles, C., & Aziz, Q. (2009). Basic and clinical aspects of gastrointestinal pain. *Pain, 141,* 191–209

Korr, I. (red.). (1978). *The neurobiologic mechanisms in manipulative therapy*. New York: Plenum Publishing Corporation.

Kunert, W. (1975). *Wirbelsäule und innere Medizin*. Stuttgart: Ferdinand Enke Verlag.

Le Bars, D. (1979). Diffuse noxious inhibitory control (DNIC), 1 Effects on dorsal horn convergent neurons in rats *Pain, 6,* 203–204.

Lewis, T., & Kellgren, J. H. (1939). Observations relating to referred pain, visceromotor reflexes and other associated phenomena. *Clinical Science, 4,* 47–71.

Lewit, K. (1977). *Manuelle Medizin im Rahmen der medizinischen Rehabilitation*. Leipzig: Johann Ambrosius Barth.

Linde, K., et al. (2007). The impact of patient expectations on outcomes in four randomized controlled trials of acupuncture in patients with chronic pain. *Pain, 128,* 264–271.

Livingston, W. (1976). *Pain mechanisms*. New York: Plenum Publishing Corporation.
Livingston, W. (1998). *Pain and Suffering*. Seattle: IASP Press.
Medical College of Shanghai. (1976). *Anatomical charts of the acupuncture points and 14 meridians*. Shanghai: Shanghai Peoples Publishing House.
Melzack, R., & Wall, P. (2008). *The challenge of pain*. (2e red.). London: Penguin Books.
Moll van Charante, G. H. (1900). *De hyperalgetische zones van Head*. Leiden: Eduard IJdo.
Monnier, M. (1968). *Functions of the nervous system* (vol. I). Amsterdam: Elsevier.
Mumenthaler, M., & Schliack, H. (1977). *Läsionen peripherer Nerven*. Stuttgart: Thieme.
Phillips, M., et al. (2003). The effect of negative emotional context on neural and behavioral responses to oesophageal stimulation. *Brain, 126*, 669–684.
Pollard, H. (2004). The somatovisceral reflex: How important for the "type O" condition? *Chiropractic Journal of Australia*, 34(3), 93–102.
Procacci, P. (1999). Heart and vascular pain. In: P. Wall & R. Melzack. *Textbook of Pain* (4e red.). Edinburgh: Churchill Livingstone.
Procacci, P., & Maresca, M. Referred pain from somatic and visceral structures. *Current review of Pain*, 3(2), 96–99.
Roy, E., et al. (2003). Reduction of TMD pain by high-frequency vibration: A spatial and temporal analysis. *Pain, 101*, 267–274.
Ruch, T. (1979). Pathophysiology of pain. In: T. Ruch & H. D. Patton (red.), *Physiology and biophysics, The brain and neural function* (vol. I). Philadelphia: W. B. Saunders Company.
Sato, A. (1995). Somatovisceral reflexes. *Journal of Manipulative Physiology Therapy, 18*, 597–602.
Sato, A. (1997). Neural mechanisms of autonomic responses elicited by somatic sensory stimulation. *Neuroscience behaviour Physiology, 27*, 610–621.
Sato, A., & Schmidt, R. (1973). Somato-sympathetic reflexes. *Physiology Review, 53*.
Sato, A., et al. (1993). Neural mechanisms of the reflex inhibition and excitation of gastric motility elicited by acupuncture-like stimulation in anesthesized rats. *Neuroscience Research, 18*, 53–62.
Schiffter, R. (1985). *Neurologie des vegetativen Systems*. Berlin: Springer.
Schliack, H., & Schiffter, R. (1976). Klinik der sogenannten vegetativen Schmerzen. In: A. Sturm & W. Birkmayer. *Klinische Pathologie des vegetativen Nervensystems*, (Band 1). Stuttgart: Gustav Fischer Verlag.
Squire, L. et al. (2003). *Fundamental Neuroscience*. San Diego: Academic Press.
Taylor, R. (1983). *Stuurloze geneeskunde. Analyse van een niets ontziende technologie*. Lochem: De Tijdstroom.
Travell, J., & Simons, D. (1998). *Myofascial pain and dysfunction* (2e druk). Baltimore: Williams & Wilkins.
Wall, P., & Melzack, R. (2006). *Textbook of Pain* (5e druk). Philadelphia: Elsevier, Churchill Livingstone.
Wolf, J. (1981). *Segmental Neurology*. Baltimore: University Park Press.
Wong, H., & Mayer, E. (2006). A clinical perspective on abdominal pain. In: S. McMahon & M. Koltzenburg (red), *Wall en melzack's Textbook of Pain*. Amsterdam: Elsevier.
Woolf, C. (2011). Central sensitization: Implications for the diagnosis and treatment of pain. *Pain*, 152(3 Suppl): 2–15.

Verantwoording van de figuren[1]

Adams, R. D., & Victor, M. (1993). *Principles of Neurology*. New York: Mc-Graw-Hill Inc.
Bing, R. (1945). *Kompendium der topischen Gehirn- und Rückenmarksdiagnostik*. Benno Schwabe: Basel.
Collins, R. (1982). *Illustrated manual of neurology diagnosis* (2e druk). Lippincott: Philadelphia.
Cranenburgh, B. van. (2011). *Segmentale Phänomene*. München: Kiener.
Gardner, E. (1975). *Fundamentals of neurology* (6e druk). Saunders: Philadelphia.
Hamilton, J., Boyd, J., & Mossman, W. (1972). *Human embryology* (4e druk). Baltimore: Williams and Wilkins.
Haymaker, W., & Woodhall, B. (1952). *Peripheral nerve injuries*. Philadelphia: Saunders.
Kandel, E., & Schwartz, J. (2000). *Principles of neural science* (5e druk). New York: MacGrawHill Inc.
Kuks, J. B. M. et al. (2003). *Klinische neurologie* (15e herz. druk). Houten: Bohn Stafleu Van Loghum.
Lewis, T. (1946). *Pain*. New York: The Macmillan Company.
Mann, F. (1983). *Scientific aspects of acupuncture*, 2e druk. London: William Heinemann Medical Books ltd.
Mumenthaler, M., & Schliack, H. (1977). *Läsionen peripherer Nerven* (3. extended en onlangs herziene druk.). Stuttgart: Georg Thieme Verlag.
Ruch, T., & Patton, H. D. (red.). (1979). *Physiology and biophysics. The brain and neural function* (20e red). Philadelphia: W. B. Saunders Company.
Spillane, J. D., & Spillane, J. A. (1982). *An atlas of clinical neurology* (3e druk). Oxford: Oxford University Press.
Wancura-Kampik, I. (2010). *Segment-Anatomie*. München: Elsevier.

1 Publicaties waaruit figuren zijn overgenomen die niet in de literatuurlijst vermeld staan.

Printed by Amazon Italia Logistica S.r.l.
Torrazza Piemonte (TO), Italy

87024028R00085